Energia vital pela bioenergética suave

Dados Internacionais de Catalogação na Publicação (CIP)
(Câmara Brasileira do Livro, SP, Brasil)

Reich, Eva
   Energia vital pela bioenergética suave / Eva Reich, Eszter
Zornànszky [tradução Claudia Abeling]. – São Paulo: Summus,
1998.

   Título original: Lebensenergie durch Sanfte Bioenergetik.
   Bibliografia.
   ISBN 85-323-0685-3

   1. Bioenergética 2. Energia vital – Uso terapêutico 3. Massagem – Uso terapêutico 4. Massagem para bebês I. Zornànszky, Ester. II. Título.

99-2051   CDD-615.82

Índices para catálogo sistemático:

1. Bioenergética suave e energia vital :
    Terapias físicas : Ciências médicas   615.82
2. Energia vital e bioenergética suave :
    Terapias físicas : Ciências médicas   615.82

Compre em lugar de fotocopiar.
Cada real que você dá por um livro recompensa seus autores
e os convida a produzir mais sobre o tema;
incentiva seus editores a encomendar, traduzir e publicar
outras obras sobre o assunto;
e paga aos livreiros por estocar e levar até você livros
para a sua informação e o seu entretenimento.
Cada real que você dá pela fotocópia não autorizada de um livro
financia o crime
e ajuda a matar a produção intelectual de seu país.

Energia vital pela bioenergética suave

EVA REICH
ESZTER ZORNÀNSZKY

Do original em língua alemã
LEBENSENERGIE DURCH SANFTE BIOENERGETIK
Copyright© 1997 by Kösel-Verlag GmbH & Co., Munique
Direitos desta tradução adquiridos por Summus Editorial

Tradução: **Claudia Abeling**
Capa e editoração: **Acqua Estúdio Gráfico**

ATENÇÃO: As manobras propostas neste livro deverão ser executadas por profissionais especializados. O livro não pretende substituir o profissional, médico ou fisioterapeuta, que deve sempre ser consultado em caso de necessidade. (N.E.)

Summus Editorial
Departamento editorial:
Rua Itapicuru, 613 – 7º andar
05006-000 – São Paulo – SP
Fone: (11) 3872-3322
Fax: (11) 3872-7476
http://www.summus.com.br
e-mail: summus@summus.com.br

Atendimento ao consumidor:
Summus Editorial
Fone: (11) 3865-9890

Vendas por atacado:
Fone: (11) 3873-8638
Fax: (11) 3873-7085
e-mail: vendas@summus.com.br

Impresso no Brasil

Sumário

Apresentação à edição brasileira 7

Prefácio – Eszter Zornànszky 9

Introdução – Eva Reich 13

1. O desenvolvimento da Bioenergética Suave 15
   A massagem em bebês como forma de vegetoterapia suave 15
   Em direção à Bioenergética Suave 21
   Influências da pedagogia montessoriana em minha atuação docente 23
   Algumas considerações sobre a denominação de meu método 25

2. Os objetivos da Bioenergética Suave: prevenção, "a humanização
   da humanidade a partir da concepção" 27

3. Aspectos importantes da Bioenergética Suave 29
   Energia vital 29
   Couraças corporais: o surgimento de couraças em bebês 31
   O princípio da "fita da lembrança" 35
   O logaritmo dos inícios 35
   O princípio do estímulo mínimo (O princípio da ostra) 37
   "Despertar o bebê no adulto" – Terapia primária 38
   O princípio "flow-glow" 38
   A auto-regulação precoce 38

4. Reflexões teóricas 40
   Intuição 40
   Trauma 41
   Auto-regulação do paciente no processo terapêutico 43
   Fé, religiosidade, cura, cura interna 44

5. Meus procedimentos durante o tratamento 47
   Generalidades sobre o transcorrer do tratamento 47
   A estrutura da sessão inicial 47
   O diagnóstico 50

A descrição do método 52
A massagem da borboleta/massagem para bebês 53

6. Métodos terapêuticos integrados à Bioenergética Suave 66

O equilíbrio energético (a polaridade passiva) 66
A massagem Metamorfose 90
A revivência da situação do parto 97

7. Prevenção 102

A história da infância 102
A prevenção pré-natal 104
A prevenção no parto e nos primeiros meses 105
Educação sem obrigações – educação para a auto-regulação 107
Auxílio para traumas precoces 111

Anexo 1 113

Relatos de terapeutas de diversas linhas que trabalham com a
Bioenergética Suave (exemplos de tratamentos, possíveis indicações e
modos de aplicação)

Testemunho de uma parteira
Johanna Sengschmidt (Viena) 113

Bioenergética Suave: aplicação prática e modelo para formação de
terapeutas
Richard C. Overly (Asheville, NC, EUA) 115

A espiritualidade do toque: a aplicação prática da massagem de bebês
segundo Eva Reich
Silja Wendelstadt-Genghini (Roma) 119

A Bioenergética Suave no trabalho clínico
Agathe Israel (Berlim) 123

Exemplo de uma terapia com Bioenergética Suave – Comparação com
diferentes formas de trabalho corporal
Judyth O. Weaver (Mill Valley, CA, EUA) 126

A Bioenergética Suave na psicoterapia de longa duração,
Eszter Zornànszky (Berlim) 131

Anexo 2 135

Agradecimentos 135
Notas 136
Bibliografia 140
Endereços 144

Apresentação
à edição brasileira

Os delicados inícios da vida são de grande importância. São o fundamento do bem-estar da alma e do corpo. Gostaria de pedir-lhes o apoio a esses esforços. Precisamos de paz sobre a Terra — paz que começa no ventre da mãe.

Eva Reich

    A dra. Eva Reich, pediatra e psicoterapeuta, recebeu muitas influências que marcaram sua vida e seu trabalho: do pai, Wilhelm Reich, de Frédérick Leboyer, Frank Lane e Gerda Boyesen. Personalidades diversas como estas distinguiram traços divinos no rosto dos recém-nascidos. E perceberam que estes, quando acariciados, manifestam o "riso de Buda", "uma graça infinita que ilumina em silêncio".

    Eva Reich dedicou-se, por um longo tempo e em numerosos países, à pesquisa das condições de saúde impostas a gestantes e ao bebê antes, durante e depois do parto. Essa experiência, somada à sua atuação como pediatra, fez dela uma ardorosa defensora do parto natural com segurança, da regulamentação da profissão de parteira e do aleitamento materno. Ela afirma com veemência que: "Depois do parto, sob hipótese alguma a mãe deve ser separada do filho, pois ambos estão ligados antes e depois do parto por uma lei da natureza bioenergética".

    Bioenergética – ou energia biológica –, conceito oriundo das teorias de Reich, é a chave de seu trabalho, cujas características são a prevenção à neurose, os cuidados com a gestante e o recém-nascido e a introdução, na psicoterapia, de métodos delicados – sem estresse e com a dissolução suave da couraça muscular.

    Conforme veremos no transcorrer desse livro técnico-biográfico, a dra. Reich compartilhará conosco sua vida científica e demonstrará os trabalhos corporais que desenvolveu durante sua carreira: a massagem da borboleta, relativa à delicadeza no trato de um recém-nascido, de sua mãe e da relação entre os dois; a polaridade (equilíbrio energético) e a massagem metamorfose (processo de caminhar, entre pré-natal e concepção).

    Processos, todos estes, que partem do conceito de "educação para a educação", tema dos mais atuais e discutidos por educadores comprometidos com o desenvolvimento ecológico do ser humano: a prevenção nas relações humanas.

A partir desse livro, pela detalhada descrição das experiências nele contidas, podemos perceber como, ao reforçar o sistema imunológico, os impulsos energéticos da sensação de prazer aumentam a pulsação em todos os sistemas e órgãos do corpo, trazendo alívio e cura.

Num momento em que o Brasil está vivenciando a possibilidade de desenvolver finalmente um trabalho de prevenção e cuidado à natalidade, é um livro imprescindível a todos os interessados, bem como àqueles que desejam aprofundar as relações humanas.

Rubens Kignel
Psicoterapeuta corporal

Prefácio

Há encontros na vida que nos impressionam profundamente, como o meu encontro com Eva Reich.

Conheci-a num *workshop* em Berlim em 1987. Naquela época, eu estava começando a me estabelecer como terapeuta e tinha muita curiosidade sobre o que pudesse existir além da minha experiência analítica, para completar e enriquecer minha atuação. O papel do corpo na terapia não era novidade para mim: eu tinha experiência com dançaterapia, biodinâmica, Gestalt etc. Sabia da importância do trabalho de Wilhelm Reich – para o qual procurava uma aproximação particular.

Fiquei estarrecida em meu primeiro encontro com Eva Reich: a "simplicidade" do seu trabalho e, ao mesmo tempo, a profundidade de sua ação emocionaramme, bem como sua simpatia e seu carisma. Eu queria saber mais, por isso participei, com a maior freqüência possível, de outros de seus *workshops*. Por essa época, tive minha primeira "experiência primária" com ela. Assim pude reviver momentos – literalmente inconscientes – da minha história de vida, revelando-os para mim mesma. Principalmente o meu nascimento, que relatarei brevemente a seguir:

De conversas de família, sabia que tinha nascido em meio a tias, irmãs e avó, na Natureza, por assim dizer, sem qualquer tipo de "acompanhamento profissional", sem instalações sanitárias, sem, inclusive, uma nascente de água na vizinhança. Fui recebida calorosamente: todos me abraçaram, acarinharam, até me lamberam em decorrência do perigo de infecção. Depois do parto, fiquei deitada, tranqüila e em paz com minha mãe, como um bichinho satisfeito. A revivência do meu nascimento foi uma experiência inesquecível, sensorial. Até onde sei, Eva e os outros participantes do grupo ficaram tocados pela minha história. Eu estava radiante, todos queriam me acarinhar, ver, mimar. Era um momento de união, acompanhado por uma calma profunda e uma sensação de felicidade.

No decorrer do tempo, tornei-me assistente de Eva, e sempre fui bem-vinda em seu trabalho. Ela me ensinava tudo em todos os lugares: no trabalho terapêutico, nas nossas viagens. Berlim, Amsterdã, Budapeste, Viena, Maine (EUA) foram algumas das escalas dos nossos encontros. Também discutíamos muito e acaloradamente sobre nossas vidas, sobre nosso trabalho, sobre crenças, família, espiritualidade – sobre o que nos ocupava no momento. Eva tem prazer em falar e sabe manter o interesse. Por seu intermédio, avivou-se para mim toda uma época da psicologia, que eu só conhecia dos livros.

Fazíamos longos passeios, visitávamos museus, nossas famílias e familiares – sempre numa atmosfera de amizade e reciprocidade, com muito riso e flexibilidade; ou seja, muito intensa e vívida. A idéia sobre um livro amadureceu nessa época. No passado, Eva tivera planos de editar algo, mas, até onde sei, não conseguiu uma brecha em seu incansável ritmo de trabalho.

O que aprendi dela como pessoa foi – principalmente – o respeito e o amor a todos os seres vivos, além da importância da reciprocidade em todos os relacionamentos. Falando sobre a questão da fé, ela me disse certa vez: "Acredito na criança e na criança que está viva em cada adulto". Eu não sou crente – no sentido religioso do termo –, mas divido incondicionalmente essa crença com ela.

Até hoje, infelizmente, não é natural que bebês e crianças (principalmente no início do desenvolvimento da personalidade) sejam levados a sério do modo que Eva Reich, também médica, o faz. Raramente os partos transcorrem de modo suave e natural, embora o significado do período pré e perinatal já seja conhecido, reconhecido e pesquisado em todo o mundo. O trabalho terapêutico também ocupa-se dessa fase, organizada segundo diferentes maneiras e tendências. E, com certeza, muito se deve à declaração: "Bebês são incrivelmente aptos à felicidade, ao regozijo e à alegria. E são capazes de transmitir esse estado àqueles que – por disporem de tempo e serenidade suficientes, e não passarem necessidades ou ameaças – se deixam encantar. Eis o motivo pelo qual o estudo dos bebês mudará também a psicologia: rumo a mais alegria, reciprocidade, espírito lúdico e satisfação".[1]

Na minha opinião, o que torna o trabalho de Eva Reich e seus resultados tão únicos são seus toques, suaves e refinados, que seguem o princípio do "estímulo mínimo", o que se pode constatar melhor na aplicação da "massagem da borboleta" ou na "massagem dos bebês" em distúrbios primários – e não só nesses casos. Além disso, há o constante trabalho de prevenção que ela realiza em todo os cantos do mundo, principalmente com grávidas, bebês, recém-nascidos e seus pais, parteiras etc.

A simplicidade e a suavidade de seu método, bem como sua ação profunda que tanto me surpreenderam no início de nosso encontro, são o resultado da dedicação de toda uma vida. Seu método da Bioenergética Suave foi desenvolvido passo a passo em sua atuação cotidiana e enriquecido por diversas influências. A principal fonte de Eva é o trabalho de seu pai, Wilhelm Reich. A partir daí, ela foi além, construindo seu próprio caminho.

Conhecendo Eva pessoal e profissionalmente, digo que é uma pessoa prática, muito ligada à vida, sempre em contato com seu entorno (seja formado por pessoas, animais ou a natureza), apaixonada e incansável na concretização de suas convicções.

Esse livro é o primeiro passo no sentido de "começar algo" a partir do trabalho de sua vida, tornando-o acessível à maior parte da opinião pública. O livro tem limites nessa direção. Muitos temas podem apenas ser citados aqui, sua divulgação e seu aprofundamento ficam negados ao grande público. *Energia vital pela Bioenergética Suave* surgiu do trabalho conjunto e do contato constante com Eva Reich, com amigos e colaboradores, que mantêm vínculos com seu trabalho, o amam e respeitam.

Para a obra, foram coletados registros de palestras, entrevistas e incontáveis conversas de Eva, abrangendo o período entre 1975 e 1992, aproximadamente. Ela contém elementos primordiais do trabalho de Eva Reich – sem pretensão de totalidade. A coloquialidade do estilo foi mantida propositadamente – apesar das complicadas relações corpo-mente –, correspondendo à intenção do trabalho de Eva. Relatos de terapeutas, influenciados por seu trabalho, complementam o conjunto que aqui se apresenta.

Em Viena, Eva Reich falou-me a respeito de um antigo sonho seu (Filadélfia, 1948), quando estava gravemente doente. Ela o descreveu mais ou menos assim:

Primeiro, eu via quadros: o fim do mundo em cores sombrias. Depois, o quadro se modificava de repente: o céu de um azul como que pintado por Rafael, com as cores brilhando maravilhosamente. Mulheres e crianças estavam sentadas no pico de uma montanha. Estavam nuas e se abraçavam carinhosamente.

O pico erguia-se e ao fundo surgia a imensidão do oceano. Havia um fantástico sentimento de ESPERANÇA: foi um sonho de Verdade.[2] No sonho, eu estava atrás das mulheres e das crianças, mas ao mesmo tempo era parte delas. Elas se abraçavam e eu escutava a música de Beethoven: *Seid umschlungen, Millionen*. Foi um sonho sublime. O sol parecia um arco-íris e havia muita claridade. Eu sentia: nós vamos conseguir fazer um mundo melhor.

Eva também me contou o seguinte:

A partir daí, havia um fio condutor em todas as minhas atitudes: irradiar essa certeza. Esse sentimento não era religioso, mas muito concreto: o frescor, o amor, o vívido e o colorido do meu sonho. Eu sabia: posso e quero continuar. O resultado será bom.

Espero que esse livro sensibilize os leitores para a enorme importância dos inícios da vida e, nesse sentido, lhes seja algo bom e cheio de vida.

Eszter Zornánsky

Introdução

Toda criança traz consigo a mensagem de que Deus não desanima.
                                                            Tagore

Esse livro oferece um panorama sobre muitos anos de minha vida. Aprendi tanto com o que vi em minha prática médica quanto no contato com parentes e amigos, bem como com meus diversos professores, principalmente meu pai, Wilhelm Reich.

Energia vital pela Bioenergética Suave não foi escrito apenas para especialistas, psicólogos, pedagogos etc., mas também para pessoas, pais principalmente, que querem evitar passar às gerações seguintes as feridas que elas próprias sofreram. Creio que essa transmissão possa ser evitada. O primeiro passo nessa direção é a determinação da geração mais velha em terminar com ela. O que é mais fácil de falar do que pôr em prática.

Atuo num mundo em que, cada vez menos, o que sentimos ou fazemos é "inconsciente". Encontramos ferramentas terapêuticas para descobrir as cicatrizes (feridas) resultantes de experiências como: gravidez indesejada; experiência intrauterina com violência e pânico; trauma no parto; excesso de intervenção ou repouso; traumas pré-verbais (antes dos dois anos de idade); estados de inconsciência provenientes de acidentes, operações, anestesias e muito mais. Essa lista de feridas que bloqueiam nossa energia vital é longa e variada. Mesmo esforçando-nos para sermos os melhores pais possíveis, não podemos garantir que, ao vivermos nossa vida, conseguiremos sempre evitar ferir alguém.

Nós, como autoras, queremos mostrar que é possível fazer a energia vital voltar a fluir no corpo. O melhor é agir logo após o que acarretou a interrupção do funcionamento energético da vida, o que pode soar, às vezes, como um "livro de receitas", com instruções de como proceder nas diversas situações no decorrer da vida. Essas instruções podem ser adotadas por todas as pessoas. Nunca haverá a quantidade suficiente de terapeutas para trabalhar todos os traumas – então, ajudemo-nos uns aos outros! Ao final do século XX, são quase seis bilhões de pessoas sobre a Terra. Todas têm direito a comida suficiente, casa e vestuário. Direito, principalmente, a uma existência humana pacífica, o que também significa entrar em contato com os próprios sentimentos, ter uma postura sincera e transparente, para não perder a relação com o corpo emocional, o "eu verdadeiro".

Esse é um direito de nascença dos seres humanos.

A fonte de nosso bem-estar é o curso livre da energia vital no organismo, da cabeça à ponta dos pés. A convicção de que a vida é energia vital que pulsa e flui no universo ainda é questionada pela ciência atual. Não tentaremos convencer ninguém da existência da energia vital – a prática o demonstra. Alegramo-nos de antemão, por um tempo em que a energia vital seja plenamente aceita no mundo da ciência. Esse livro é um começo. Espero que ele sirva como uma semente para uma nova humanidade sobre a Terra.

Escrever é uma atividade menos penosa quando o autor pode dispor de calma e de concentração, preparar o papel, arrumar a escrivaninha: desse modo, ele pode se aprofundar sem interrupções.

Não fui agraciada com isso em minha vida; de 1950 a 1992 estive constantemente viajando, dei a volta ao mundo oito vezes. Trabalhei em trinta países, dando palestras, aulas, terapias, "salvando o mundo", durante meses, embora sempre voltasse para o Maine, nos EUA. Nos meses de verão, de maio a setembro, trabalhava no meu jardim para poder me alimentar de modo orgânico-vegetariano (me autodenomino "jardineira orgânica"), e vivia de maneira muito simples na minha velha casa de campo, a fim de – recarregada de energia – voltar a viajar no outono e me dedicar de modo idealista à razão de minha vida. Razão essa que chamei de "luta pelo novo ser humano", depois de "luta para a nova humanidade" e, agora, de "humanização da humanidade a partir da concepção". Esse conceito me satisfazia, talvez, até me obcecasse. Dei muitas palestras a esse respeito durante minhas viagens. Nunca registrei essas falas, saíam de improviso; meus apontamentos serviam apenas como meros lembretes para que eu não me esquecesse dos pontos fundamentais. O público das palestras mudava sempre; não havia a possibilidade de desenvolver e aprofundar as idéias durante as falas.

A intenção de escrever um livro surgiu em 1991-92 em Viena, juntamente com Eszter. Em março de 1992, quando estive na Áustria a trabalho, adoeci e fui obrigada a deixar a Europa repentinamente e voltar aos EUA. Foi nesse momento que descobri que tinha uma montanha de fitas cassete com minhas palestras, bem como com minhas sessões individuais e de grupo. Ofereci-as a Eszter para o projeto do nosso livro. Ela se tornara uma aluna dedicada e, nos últimos anos, acompanhava-me de Amsterdã a Konstanz, de Viena a Berlim e Budapeste.

Quero ainda registrar o seguinte: Eszter vem da Hungria, onde em algum momento dos anos 60 lhe caiu às mãos um exemplar (clandestino) de *O significado dos sonhos*, de Sigmund Freud (naquela época, Freud era considerado "pseudocientista burguês". Nem Sigmund Freud nem Wilhelm Reich eram mencionados nos currículos oficiais. Observação de Eszter S.). A leitura desses livros foi uma descoberta para ela, dando-lhe novas diretrizes espirituais. Sua jornada passou pela psicanálise e a levou também ao reconhecimento da Bioenergética Suave.

Desde 1992 Eszter trabalha intensivamente para juntar num todo inteligível os conteúdos das diversas palestras e *workshops* que realizei na Europa, principalmente em alemão, de 1975 a 1992. Seus esforços são a expressão do amor e do êxito, apesar das incontáveis dificuldades.

Ela e outros amigos vieram em meu auxílio, no momento em que me encontro exaurida, recuperando-me – no campo, em meio ao silêncio e à solidão –, dos esforços do meu trabalho.

A todos, de coração, muito obrigada.

Eva Reich

1. O desenvolvimento da Bioenergética Suave

A massagem em bebês como forma da vegetoterapia suave

• O trabalho com Wilhelm Reich e no Harlem Hospital, Nova York

Meu trabalho foi influenciado principalmente por meu pai, Wilhelm Reich. A partir de 1949, depois de ter-me formado em medicina, trabalhei como sua assistente em seus projetos.

Na última fase de sua vida, Wilhelm Reich não conduzia mais terapias individuais. Concentrava-se na prevenção de neuroses e, algum tempo depois, em pesquisas sobre outras áreas. Meu método de Bioenergética Suave baseia-se na última fase de suas pesquisas e terapia, principalmente nas suas concepções sobre profilaxia.

O início da Bioenergética Suave remonta às suas indagações: "Como os bebês se encouraçam?" e "Como surgem as couraças corporais no início da vida?". Meu pai permitiu-me presenciar seu trabalho com gestantes e mulheres que tinham acabado de dar à luz. O local era o Orgonomic Infant Research Center, que ele dirigiu por três anos. Esse projeto foi desenvolvido em Nova York entre 1949 e 1950. Eu mesma ainda era estudante de medicina, fazia residência médica na Filadélfia, e só podia estar presente em Nova York apenas esporadicamente.

A idéia básica do projeto era evitar o encouraçamento rígido nas pessoas desde o momento em que viessem ao mundo. Nossa tarefa era observar como e por que o encouraçamento se instalava, e procurar evitá-lo. Meu pai achava necessário prestar atenção também ao parto. Os membros da equipe do Research Center, composta basicamente por *social workers* (profissionais em serviço social), tinham acompanhado atentamente um sem-número de partos – como os *social workers* costumam fazer nos Estados Unidos –, e elaboraram extensos relatórios a partir de suas observações. Os homens da equipe foram excluídos dessa tarefa. (Naquela época, o pai e outros familiares não podiam estar presentes nas maternidades.) Esse trabalho do Research Center está documentado, mas continua sem publicação.

Como assistente da Fundação Wilhelm Reich (em Rangeley, Maine), eu trabalhava no laboratório e era convidada por meu pai a acompanhar as visitas às grávidas e às parturientes. Infelizmente, o período desse trabalho coincidia com a experiência de Oranur, no Maine (de dezembro de 1950 a janeiro de 1951; ver Bibliografia, p. 140), cujas construções em Orgonon trouxeram grande prejuízo. Esse fato marcou também o fim do projeto em Nova York.

Em 1950, Wilhelm Reich mudou-se para o Maine e, com isso, creio que seu projeto naufragou. O fracassou deveu-se, ainda, a sua concepção de que as mulheres precisavam ser perfeitas, não-encouraçadas (no sentido de perfeitamente saudáveis), e isso não existe. Na realidade, tanto as mulheres quanto os homens têm seus problemas, suas couraças rígidas etc.

Em meu trabalho, como sua assistente, fui influenciada pelo lado suave da vegetoterapia de Wilhelm Reich. Vegetoterapia que tinha também seu lado duro. Nos últimos tempos, tenho confirmado isso por intermédio de alguns de seus antigos colaboradores. Durante as partes duras do tratamento, os pacientes gritavam de dor e, terminada a sessão, todos os seus ossos lhes doíam. Mas meu pai também trabalhava de modo suave, coisa que ele – penso eu – pouco revelava. Além de mim, apenas uma pessoa parece ter sido influenciada por isso, o dr. Albert Duvall. Médico e psiquiatra, o dr. Duvall dirigiu, por alguns anos, a Orgonomic Children Clinic em Nova York – dando prosseguimento ao trabalho de Reich no Orgonomic Infant Research Center – e onde trabalhei como observadora em 1951-52. Durante esse período, participei de um curso de extensão em medicina na Orgonomic Children Clinic. O dr. Albert Duvall conseguiu aplicar "individualmente", com êxito, vegetoterapia suave em crianças (naquela época, ainda não em bebês). Lembro-me de vários casos interessantes, em que distúrbios psíquicos foram tratados com vegetoterapia suave. Como o de uma garota de oito anos, que teve sua acentuada miopia totalmente curada depois da vegetoterapia suave.

Em 1951, no Harlem Hospital de Nova York, como médica-assistente, comecei a observar bebês, inclusive os prematuros, sempre e quando de meus turnos. Trabalhei, inclusive, por três meses na ala de prematuros, referência para toda Nova York. Os bebês ficavam nas incubadoras e suas mães estavam longe deles, ainda hospitalizadas ou em casa, com alta. Naquela época, ninguém havia tido a idéia de que a mãe ou ambos os pais pudessem ficar junto de seus filhos. Devemos a Marshall H. Klaus e a John H. Kennel (ver Bibliografia, p. 140) o reconhecimento de que a presença dos pais (ou de outros responsáveis) é importante para o desenvolvimento infantil e que os pais podem tocar seus filhos prematuros.

Os bebês prematuros ficavam deitados nas incubadoras como autistas, estavam muito fracos e não reagiam aos diversos procedimentos. Eu tentava de tudo para ajudá-los, para estimulá-los, para fazer com que sua respiração se aprofundasse: deitava-os de lado e balançava suavemente o seu corpo, para que a onda respiratória pudesse atravessá-los – um fenômeno delicado, que precisava ser observado com cuidado. A onda respiratória os atravessava muito rapidamente e "zupt", já tinha passado. Eu massageava então o corpo todo fazendo pequenos círculos e alisando a pele e conversava com os pequenos. O toque era muito suave, como o de uma borboleta ou de uma pena. Dessa forma, comecei a fazer vegetoterapia (ver p. 137 e ss.) com os bebês. E aprendi que só podia tocá-los muito pouco e apenas por alguns minutos, para não cansá-los.

Para meu espanto, os bebês prematuros abriam seus olhos durante minha terapia suave. Eles me olhavam e se movimentavam. Reagiam intensamente aos toques e, dessa maneira, mostravam-me que isso lhes fazia bem. A partir daí, conscientizei-me de que um bebê é um *ser humano*, que tem um grau de percepção relativamente bom, sente dor, reage: fatos até então desconhecidos.

Os médicos do hospital achavam bastante estranho o fato de eu falar com um bebê minúsculo. Para eles, bebês eram coisas sem sensações, com as quais se podia fazer o que se bem entendesse... machucá-los e realizar intervenções cirúrgicas sem anestesia. Se os pequeninos precisassem, por exemplo, ser alimentados parenteralmente, o cateter de borracha era introduzido de seis a oito vezes em seus estômagos.

Para esse trabalho, eu seguia o princípio da energia vital proposto por Wilhelm Reich (ver p. 29 e ss.). Naquela época, ainda usava o cobertor Orgon (ver p. 137). (A incubadora metálica Armstrong funcionava como uma espécie de acumulador.) Na incubadora, montava um pequeno cobertor Orgon, com três camadas revestidas por uma cobertura estéril para cobrir os bebês. A temperatura na incubadora começava a elevar-se imediatamente. Os bebês, em sua maioria, ficavam ativos, despertos, movimentavam-se como podiam (estavam amarrados), e seu tônus melhorava. É extremamente importante para o desenvolvimento dos bebês que eles permaneçam no campo energético da mãe (ver p. 30). Se a mãe apresentar um campo energético fraco, o bebê também não estará bem corporalmente – isso é importante, e precisa ser entendido. Trata-se da interação de dois sistemas, isto é, de dois campos energéticos, que atuam no parto e imediatamente após (o chamado período sensível). Os campos energéticos dos pais e seu carinho (contato corporal) podem ajudar muito os recém-nascidos, daí a importância do alojamento conjunto nas maternidades. Como médica, ao tentar substituir o responsável natural do bebê, pude contribuir muito pouco e apenas esporadicamente.

O argumento médico central contra a presença das mães junto a seus recém-nascidos ou prematuros era de que elas poderiam vir a infectá-los. Realmente, recém-nascidos podem contrair infecções, inclusive na boca (o popular "sapinho"). Eu examinava ao microscópio células da boca de recém-nascidos (a termo) que podiam ter contato com suas mães algumas vezes por dia, durante alguns dias. Depois, era a vez das células da boca de prematuros que ficavam totalmente isolados e em ambiente estéril. O resultado era que os prematuros apresentavam consideravelmente mais infecções do que os outros bebês. Minha teoria é a de que os prematuros encontravam-se energeticamente muito fracos e as células da mucosa bucal mostravam sinais de comprometimento. Isso significa não só que os bebês separados de suas mães eram biologicamente mais fracos, mas também que o isolamento não era garantia contra infecções aos prematuros, enquanto os bebês em contato com as mães estavam mais bem protegidos. Em termos energéticos, podemos dizer que os primeiros eram "anorgônicos" (ver p. 31). Outro sinal para anorgonia em bebês é o fato de eles permanecerem muito quietos.

Quando trabalho com adultos que foram bebês prematuros, constantemente ouço-os dizer na terapia primária: "Está tudo tão silencioso, eu não sinto qualquer pulsação". E muitas vezes também têm a seguinte sensação: "Estou morrendo, tudo está tão silencioso". São lembranças desse antigo isolamento.

Minhas pesquisas demonstraram também que as células do sangue dos bebês isolados mostravam mais intensamente e com maior rapidez sinais de comprometimento do que as dos bebês que ficavam com suas mães, supostamente a origem das infecções. A explicação é que o nível de energia dos bebês cai quando eles não estão no campo energético da mãe, o que comprova a teoria de Wilhelm Reich de que o resultado da decomposição de células nos tecidos moles – tecidos sem carga energética – não é apenas decorrente do processo infeccioso, mas pode ser o resultado da decomposição das células em si.

Naquela época, também comparei sob o microscópio o leite materno com a alimentação artificial destinada aos bebês. O resultado foi muito convincente. Ampliado seiscentas vezes, o ralo leite materno tinha o seguinte aspecto: as gotículas de gordura eram muito azuis, "dançavam", "brilhavam" e resplandeciam como diamantes – tinham um amplo campo magnético. Ao contrário, o leite em pó era totalmente morto, só se viam pequenos pontos pretos e nenhum brilho. Essa pesquisa ao microscópio mostrou que o leite materno e a amamentação são muito importantes, pois o leite materno é intensamente carregado de energia. (Em 1951, com a ajuda de um colega, fiz algumas fotos das imagens no microscópio, tentando captar o fenômeno do brilho e da irradiação de energia. As fotos não ficaram nada boas – uma pena.) Esse tipo de pesquisa era muito novo na época. Época em que as mulheres americanas quase não amamentavam seus filhos. As mães também não eram incentivadas a tirar o próprio leite, caso não quisessem ou não pudessem amamentar.

O isolamento durante e após o período sensível bem como hábitos incorretos de amamentação contribuem para o aparecimento precoce de distúrbios no fluxo de energia.

No que diz respeito ao início das couraças realizei, no Harlem Hospital, uma observação sistemática com cerca de cem bebês nas doze horas posteriores ao seu nascimento. Pude observar dois modelos de comportamento extremos: por demais quietos ou irados. Cerca de 30% dos bebês estavam imóveis em seus bercinhos e dormiam (provavelmente em virtude dos remédios usados no parto). Esses bebês eram quase desprezados, estavam isolados, pálidos, voltados para si. Acordá-los para as mamadas era difícil, não emitiam quaisquer impulsos para o exterior. E também existiam os bebês "chorões", em torno de 60%. Muito bravos, ninguém conseguia acalmá-los. Seus corpinhos estavam numa situação de tensão, descrita como opistótonus por Wilhelm Reich: curvados para trás, tensos, o pescoço enterrado por entre os ombros como os de uma tartaruga, os olhos apertados, os pequenos punhos fortemente cerrados, os dedos tortos, os bracinhos e as pernas tensas, todo o corpo estava sob tensão, e o rosto, vermelho de tanto berrar. A respiração estava seccionada entre o peito e a barriga: a onda respiratória não fluía. Era como se, no corpo, nada mais se encaixasse. Os bebês choravam incessantemente e davam a impressão de que tudo lhes doía.

Algum tempo depois, refletindo sobre as inquietações e a agressividade entre os jovens no Harlem, pensei: são os mesmos bebês chorões que eu outrora havia observado na maternidade. Percebi a relação entre a ira dos jovens rebeldes e aquela dos bebês.

Naquela época, descobri entre as mães alguns costumes – vários deles passados de geração em geração – perniciosos aos bebês. Esses costumes ajudam na instalação de couraças nas crianças (ver p. 31). Alguns exemplos: havia restado algumas mulheres – infelizmente, a minoria – que amamentavam. Sentavam-se em filas e eram orientadas a ficarem quietas e amamentar. Pude perceber que, durante a mamada, os bebês ficavam tensos. As mães tinham sido ensinadas a interromper a mamada, colocar os bebês no ombro e dar-lhes um razoável tapa nas costas para fazê-los arrotar. Depois, deviam prosseguir com a amamentação. Os bebês ficavam tensos com a palmada. Outro costume errado era estipular o intervalo exato de quatro horas entre as mamadas dos recém-nascidos.

Os bebês eram "educados" pela palmada e pelos horários de mamar. Pude observar com bastante clareza como eles ficavam tensos com essa "educação", como ficavam ansiosos quando o aleitamento era interrompido. Eles me davam a impressão de que nunca recebiam leite suficiente e de sempre estar querendo mais, pois ficavam aguardando a interrupção da mamada. Não podiam ceder ao prazer de mamar. Dessa forma, era impossível ocorrer os fenômenos da "satisfação oral" e da "amamentação prazerosa" (Wilhelm Reich, ver Bibliografia, p. 140). Ao contrário: esses costumes errôneos me levaram a observar os primeiros sinais de encouraçamento nos bebês. No geral, podemos dizer que durante a amamentação há uma fase de alimentação, seguida pela fase do prazer. Essa fase do prazer pode levar a contrações orais, expressão de um "orgasmo oral", seguida de satisfação e de relaxamento. Do contrário, o bebê começa a ficar contraído, ou tem a sensação de precisar permanecer sugando. Bebês do sexo masculino podem inclusive ter ereção durante uma mamada prazerosa.

Pude ajudar facilmente os bebês que se contraíam ao mamar no peito ou na mamadeira. Encorajava as mães a manter os filhos muito próximos ao seu corpo (a parte da bacia encostada na mãe) e permitir que mamassem, nessa posição, sem interrupções. Durante a mamada prazerosa surge uma onda respiratória (ver p. 138). Era de grande valia dobrar delicadamente o corpo do bebê para a frente durante a onda respiratória, intensificando-a. Se o corpo do bebê ficasse rígido e curvado para trás durante a mamada (opistótonus), eu o massageava suavemente, enquanto ele continuava sugando.

Pude aproveitar essas experiências com bebês no meu trabalho terapêutico. Na terapia primária, por exemplo, às vezes usava a mamadeira para permitir que os pacientes, na regressão, vivenciassem uma nova e prazerosa experiência de amamentação. Constatei que a maior parte dos adultos havia sido alimentada com mamadeira ou tinha sido bebês que se encouraçavam quando, por exemplo, eram amamentados ou alimentados de outra forma.

Durante minhas atividades no hospital pude observar o comportamento muito carregado de energia das crianças. Elas se contraíam e todo o seu corpo reverberava. Nesses casos, era possível descarregá-las com um banho morno. Já que o encouraçamento dos músculos nos bebês ainda não é tão solidificado como nos adultos, é possível "desencouraçá-los" segurando-os no colo ou fazendo-lhes carinhos suaves. Vale dizer que, geralmente, é possível evitar um encouraçamento rígido em bebês também por meio de toques.

Colecionei experiências preciosas também nos partos. Depois de cada nascimento, os bebês eram seguros pelos pés, com a cabeça para baixo, levavam uma palmada forte nas costas para começar a respirar, a garganta era aspirada, e assim por diante. Nos partos com o uso de anestesia, freqüentemente os bebês também eram anestesiados. Eu usava a massagem para bebês a fim de reanimar os recém-nascidos e achava que esse método funcionava muitas vezes melhor do que as intervenções convencionais. Dessa forma, não eram todos os casos que necessitavam de uma reanimação feita da maneira habitual. Para os bebês iniciarem a respiração, bastava esses toques suaves e a pulsação (ver p. 136) tornava-se perceptível. Eu descobria onde o fluxo de energia estava bloqueado e prestava muita atenção à radiação do campo (da cabeça aos pés, ver p. 30). Tateava (a pele ou alguns centímetros acima, no campo energético) as partes do corpo do recém-nascido que sentia muito frias ou muito quentes.

A massagem suave que eu havia desenvolvido ajudou-me enormemente na reanimação de bebês. Não me refiro àqueles com problemas neurológicos ou moribundos. Também precisava, embora mais raramente, acompanhar bebês que estavam morrendo. Isso me proporcionou contato com processos energéticos durante a morte. Num dos casos, o bebê estava partindo. Pude reanimar seu corpo de baixo para cima (dos pés em direção à cabeça e até os olhos). A reanimação deveu-se ao acompanhamento da pulsação do bebê (com a respiração espasmódica agonal). Percebi a importância de se acompanhar suavemente a inspiração e a expiração. Não se deve forçar a respiração. É possível estimular o tórax e, depois, a coroa occipital. Aprendi que podemos manter a pulsação durante o processo da morte: é possível deixar a vida dançar como a sombra de uma vela.

A obstetrícia acolhe freqüentemente novos procedimentos que, em seguida, se cristalizam e são adotados irrestritamente, trazendo mais prejuízos do que benefícios – tanto ao recém-nascido quanto à parturiente. Nas salas de cirurgia, pude observar (de 1946 a 1951) que as mulheres eram amarradas para dar à luz. Elas não estavam apenas deitadas de costas com as pernas apoiadas no alto – indefesas como um besouro – mas seus pulsos estavam amarrados com tiras de couro na mesa de parto, para que não tocassem no seu bebê: seria um procedimento "não esterilizado". Esse procedimento compulsório era o contrário de um processo natural, uma "peste emocional" (Wilhelm Reich).

O médico húngaro Ignaz Semmelweis (1818-1865) foi perseguido por ter exigido que os médicos lavassem suas mãos ao sair de autópsias caso, em seguida, fossem atender parturientes. Sua observação, de que as mãos dos médicos pudessem transmitir infecções, foi a causa de ameaças que o levaram à loucura. Mas ele tinha razão. Sua grande e importante descoberta sobre o perigo das infecções inverteu-se e foi bater do outro lado: as mães não podiam mais tocar em seus filhos nos hospitais. Por esse desvio, gerações inteiras cresceram solitárias.

• Atividades no consultório

Como médica em meu próprio consultório (Maine, a partir de 1952), pude finalmente constatar como é maravilhoso os bebês não serem separados de suas mães. Após um parto suave, em casa, essas crianças, em contato corporal com suas mães, desenvolviam-se notadamente melhor do que aquelas separadas das mães ou de outro responsável na maternidade.

As condições para o parto em casa eram muito diferentes das encontradas nos hospitais. Os bebês não eram separados de suas mães, e eu não precisava aplicar-lhes nenhuma massagem, pois geralmente eram saudáveis. Essa foi a primeira observação importante que pude fazer a partir do meu consultório. Vivenciei como é a aparência de um bebê calmo, satisfeito, quieto e feliz. O nível de felicidade podia variar. As mães que acorriam ao meu consultório não queriam amamentar; na região, o ato de amamentar era tido como algo inapropriado, quase obsceno. Nos dez anos em que mantive o consultório no interior (de 1952 a 1962), apenas duas mulheres amamentaram, embora eu tivesse encorajado todas a fazê-lo. Creio que a amamentação deve voltar a ser natural, incontestável. Com a mãe amamentando o filho e, ao mesmo tempo, acariciando-o amorosamente, tem-se o mesmo efeito da massagem para bebês.

Durante o período que mantive o consultório, comecei a dar palestras sobre o que havia aprendido no Harlem Hospital. Uma dessas palestras (1952), da qual consigo me lembrar, foi destinada a mulheres de uma comunidade religiosa. Falava, por exemplo, das conseqüências da circuncisão feita nos garotos, sem anestesia. É importante lembrar que, nos EUA, a circuncisão é um procedimento de rotina nos recém-nascidos, realizado sem anestesia. Os bebês contraem-se durante a operação, a ponta do pênis (glande) fica azul e gelada. A região da bacia (ver p. 87, Fig. 86) cinde-se, surge o reflexo do susto. Relatava depois a respeito da vivência do prazer nos bebezinhos e como sensações prazerosas podem levar também a ereções nos meninos dessa idade. Essa fala beirou a heresia, como também a das conseqüências psíquicas da circuncisão sem anestesia, ou seja, de que os garotos se tornariam "machões". Eles teriam de se afirmar continuamente como homens durante a vida, pois sua masculinidade fora de tal forma abalada e ferida. Minhas ouvintes estavam muito chocadas, embora eu também tivesse discorrido sobre como eliminar as couraças surgidas em decorrência desses procedimentos e como trabalhá-las terapeuticamente. Os bebês não apresentam couraças "enraizadas" (rígidas), mas flexíveis e facilmente reversíveis. Isso significa também que é possível evitar o surgimento de couraças rígidas em crianças. (Minhas intervenções, a massagem suave para bebês e outras técnicas ajudam de modo surpreendentemente rápido.) Eu havia dito ainda que a presença da mãe durante e após o nascimento pode ajudar a evitar o surgimento de distúrbios psíquicos, como, por exemplo, psicoses. Ainda me dói profundamente ver o quanto de energia é preciso ser despendida nas terapias desses distúrbios precoces, em vez de se aplicar atitudes preventivas, tanto em bebês quanto em suas mães.

A partir de 1952 acompanhei, como clínica-geral, alguns partos normais ocorridos em casa. Para meu espanto, alguns deles transcorriam de modo relativamente indolor, algo que nunca havia presenciado antes nos hospitais. Estou convicta de que o caminho mais seguro para a prevenção de doenças emocionais e corporais, bem como de neuroses e distúrbios precoces, passa pelo parto desejado. Entre 1962 e 1976 ajudei na fundação de maternidades para adolescentes, mães solteiras etc. Eu queria que todo bebê desta Terra fosse um filho desejado, bem-vindo. Desenvolvi esse trabalho até a legalização do aborto nos EUA (em 1973; mas a anticoncepção não é tema das escolas americanas, em geral). Para minhas atividades posteriores, o trabalho com gestantes realizado a partir de 1952 foi muito importante. Percebi que com a vegetoterapia suave as mulheres conseguiam dar à luz com mais facilidade. O parto não é necessariamente indolor, mas um adequado preparo pré-natal ajuda muito. Por exemplo, a vegetoterapia pode ser aplicada após os exames pré-natais de rotina. A utilização dessa terapia durante o processo do parto foi particularmente impressionante. Aprendi como é fácil as parturientes colaborarem. Nessas situações, inclusive problemas vitais podem ser sanados. Cheguei à hipótese de que a "flexibilidade" e a sensibilidade das parturientes devem-se à energia do bebê que é acrescida a sua. Suas couraças, portanto, estão dissolvidas e móveis.

Como médica em atividade no interior, algumas vezes também após o nascimento propus às mulheres que comessem sua placentas.[1] A esperança que eu tinha de esse hábito se disseminar foi esvaziada pela resistência das outras pessoas que ajudavam nos partos. Ao empregar métodos não-convencionais, eu tinha de me resignar com a pecha de "médica herege".

Em direção à Bioenergética Suave

• O encontro com Frédérick Leboyer

Em 1974, minha vida sofreu uma reviravolta: parei de trabalhar num lugar fixo para, até 1992, percorrer o mundo praticando a medicina. Um dos pontos altos das viagens foi o curso de Frédérick Leboyer, em 1975, na cidade de Mill Valley, na Califórnia. Confirmei com ele o que já sabia do consultório, ou seja, que os recém-nascidos começam a respirar espontaneamente, o que significa que o bebê é um "sistema" altamente desenvolvido, autônomo. Leboyer reforça também que não se deve cortar o cordão umbilical do bebê depressa demais. Deve-se apenas deitá-lo sobre a barriga da mãe e manipulá-lo suavemente.

Cerca de cinqüenta pessoas assistiam ao curso de Leboyer, todos discípulos de seu movimento em prol do "nascimento suave". Foi como se eu tivesse achado "meu lugar". O trabalho de Leboyer influenciou-me profundamente.

• Experiências com o trabalho corporal neoreichiano

Troquei muitas idéias a respeito do tema com terapeutas reichianos e neoreichianos, como também vivenciei o trabalho corporal segundo Wilhelm Reich e estava completamente desiludida com os estímulos brutos e dolorosos que alguns terapeutas usavam.

Na década de 1970, em Nova York, precisei me consultar com um terapeuta que, – segundo suas palavras, fazia terapia corporal reichiana. Ele me segurou de modo tão bruto, principalmente na garganta, que achei que fosse sufocar. O motivo desse estilo de tratamento era o de provocar gritos de dor. Fiquei assustada e pensei: "É isso então o que chamam de terapia reichiana". Meu próprio método já se encontrava bem desenvolvido. Eu sabia que era possível trabalhar o corpo terapeuticamente de modo suave. Uma provocação é desnecessária à eficácia do tratamento. Ao contrário: o estímulo provocado pode solidificar uma couraça já existente ou até fazer surgir outras!

Outro exemplo: fiz Rolfing® e achei muito doloroso. A massagem atingia os músculos duramente, como uma furadeira. A idéia é da fisioterapeuta Ida Rolf: as pequenas calcificações nos músculos, que viriam a se solidificar em fáscias, devem ser dissolvidas pela pressão. Ao dissolvê-las, sentimentos vêm à tona. Nesse trabalho havia um aspecto de que eu gostava muito: Ida prestava muita atenção ao que era proveniente da influência da força da gravidade, à qual o corpo estará sujeito durante toda a sua existência. Ela notava que o corpo de seus pacientes ficava cada vez mais "magro" e esticado com a terapia. Fotografava-os antes e depois, de frente, de lado, de trás. Acho essa proposta de Ida Rolf muito interessante, mas o Rolfing® em si pode ser muito invasivo e doloroso. E isso não corresponde ao meu modo de trabalho.

Além disso, tive contato com o trabalho de Leonard Orr, o fundador do *rebirthing*. A princípio, o que escutei sobre seu método pareceu-me muito interessante. No *workshop* de Leboyer, em Mill Valley, conheci alguns terapeutas do Instituto Theta (de São Francisco) que me falaram sobre o trabalho de Orr. Ao se fazer as parturientes, usando snorkel, boiar na posição fetal num tanque com água morna, e apoiando-as um pouco, seria possível fazê-las reviver o trauma do nascimento. Depois disso, a mulher teria um parto mais rápido e fácil (quem sabe, de uma hora). Embora existam outros métodos que consigam livrar as mulheres do medo do parto, antes de elas darem à luz, a idéia me agradou muito. A denominação *rebirthing* (renascimento) pode levar à confusão. O que o paciente pode chegar a vivenciar é seu próprio nascimento, o que o levaria, idealmente, a sentir-se "nascido de novo".

Discuti sobre o tema dos estímulos corporais também com o terapeuta corporal David Boadella. Depois das nossas conversas na Inglaterra, ele escreveu sobre diversos estilos de toques que trabalham de modo doloroso (*wolfs pack*), diferenciando-os sob seu ponto de vista.

Causa-me estranheza a idéia de se eliminar couraças por intermédio do estresse. Vivenciei tantas vezes os resultados dos movimentos suaves da "massagem da borboleta", mesmo em adultos duros como pedras (rígidos, travados): as pessoas são tocadas na sua "essência" (ver p. 136).

• A primeira aplicação ativa da bioenergética na obstetrícia e em bebês e pais

Em 1976, viajei para a Austrália, onde ocorreram dois fatos marcantes para o desenvolvimento do meu trabalho: aprendi o método da polaridade passiva (ver p. 66 e ss.) e encontrei-me com Amelia Auckett. A Austrália foi palco de uma importante fase da minha vida.

No outono de 1976, eu estava trabalhando na Childbirth Education Association, em Melbourne, dando aulas sobre minha experiência de ajuda a partos, falando a respeito de tudo o que tinha vivenciado, aprendido e pesquisado até então. Nessa época, eu trabalhava em especial com grávidas. Minha atividade concentrava-se nas diversas modalidades do parto natural e a importância de se manter o bebê, nos seus primeiros três meses, junto ao campo energético da mãe (alojamento conjunto). Tudo o que havia aprendido até então no Harlem Hospital era aproveitado. A princípio, minha atuação não era organizada ou sistematizada, mas uma contribuição individual.

Em dezembro de 1976, num dos cursos sobre esses temas, apareceu Amelia Auckett. Tornamo-nos amigas e aprendemos muito uma com a outra. Ela era enfermeira de *well-babies* (bebês saudáveis) num hospital público e dava consultorias. Amelia interessou-se muito por meu trabalho. Em janeiro de 1977, mais ou menos, ela pôs no papel a seqüência da massagem para bebês. Ainda me lembro com vivacidade de como trabalhávamos nos esquemas, e eu estava muito feliz por perceber que o que eu fazia era simples e absolutamente ensinável.

Depois disso, visitei todas as grandes cidades australianas. A viagem que, em princípio, deveria durar três semanas estendeu-se por três meses. Nessa época, meu trabalho se desenvolveu em muitos aspectos. Era bom saber, depois de tantos anos, que havia pessoas interessadas no que faço. De repente havia solo fértil para meu trabalho. Proferia palestras sobre o parto natural e também sobre os problemas das grávidas e dos bebês. Rádios e estações de televisão me entrevistavam. Pais de bebês com menos de três meses eram convidados a falar sobre suas dificuldades com os "bebês chorões", casos estes em que o método ajudava muito. Assim, o trabalho era menos observador e mais ativo; rapidamente, eu diagnosticava nos bebês o tanto que sofriam e sabia como ajudá-los.

Por não se confrontar com casos patológicos como eu fazia nos hospitais, Amelia Auckett não se ocupava com terapias: essa era uma das diferenças do nosso trabalho. A experiência que eu tinha com bebês doentes, reanimando-os, por exemplo, levaram-me à direção terapêutica. Ao aplicar a massagem para bebês, eu seguia primordialmente minha primeira metodologia, que ainda era a melhor para os bem pequeninos, isto é, os prematuros e os recém-nascidos até três meses. Amelia tinha publicado a "tradução" passo a passo do que tinha aprendido comigo. Adicionou o "abraço" (originário da Rússia, também praticado na Grécia). Por minha vez, inseri uma seqüência chamada de "ligações longas". No geral, o trabalho de Amelia é um pouco mais duro, sua massagem atinge a musculatura mais profundamente. Por essa razão, seu método não é tão adequado para recém-nascidos, mas para bebês a partir de cerca de dois ou três meses de idade; é mais parecida com a massagem de Leboyer. Minha massagem para bebês (a massagem da borboleta) é algo que se pode fazer diariamente.

Quando voltei à Austrália, no ano seguinte (1977-78), a Nursing Mothers Association convidou-me para realizar palestras sobre a minha massagem para bebês por toda a costa oeste do país. Nos locais onde eu falava sobre parto e massagem para bebês, ou seja, trabalhava mais especificamente com os bebês e seus pais, morava com as famílias. As mulheres só tinham condições financeiras para ser mães por três anos; isto é, ficar em casa sem precisar ganhar dinheiro. Depois desse tempo, voltavam aos empregos. Elas se encontravam numa situação socioeconômica muito melhor do que as mulheres de outros países que eu conhecia. No total, ocupei-me dessas atividades na Austrália até 1982. Lá, as pessoas que auxiliavam nos partos não tinham, em geral, qualquer conhecimento de psicologia ou de terapia corporal. Por outro lado, tanto as parteiras quanto todos aqueles que trabalham com bebês e mães são muito receptivos ao meu trabalho. Por isso, é desejável e ideal que as pessoas divulguem o meu método entre si e dele se utilizem.

- A Bioenergética Suave na terapia de adultos e o trabalho preventivo

A partir de 1977, trabalhei anualmente em Viena. Ali pude perceber que a combinação entre terapia de adultos e trabalho preventivo pode garantir bons resultados. Há parteiras com muita "consciência corporal", que já fizeram terapia corporal e, ao mesmo tempo, entendem muito de auxílio ao parto. Nos muitos anos que atuei por lá, houve mudanças na relação de auxílio ao parto e ao trabalho terapêutico. Infelizmente, porém, mesmo em Viena, ainda é difícil praticar o nascimento suave. Há, na capital, auxiliares de parto que se inspiraram em meu trabalho; por exemplo, mulheres que trabalham como parteiras e que procuram formação em terapia de família, terapia verbal ou em outras linhas. Há também psicólogos que aprenderam comigo. Por muitos anos atuei num "Centro de apoio para o parto normal" em Viena. Convidando parteiras para participar do meu trabalho terapêutico, pude unir bem o aspecto psicológico-psicoterapêutico com o corporal. Descobri, em Viena, que grupos menores funcionam melhor, pois meu trabalho é muito sutil e sensível a interferências.

Influências da pedagogia montessoriana em minha atuação docente

Uma das influências mais positivas em meu desenvolvimento foi a educação recebida na escola montessoriana de Viena (de 1929 a 1931). Ela influenciou não apenas minha vida – no sentido mais amplo – como também minha carreira como docente, ao seguir esse método em sua essência, à medida que sempre partia de experiências concretas, sensoriais, para chegar ao abstrato. Isso valeu tanto para o desenvolvimento do meu método terapêutico quanto para a aplicação dessas terapias. Eu usava esse procedimento de maneira consciente, pois sou uma pessoa prática, que trabalha de maneira funcional. Assim, as coisas podem se desenvolver de acordo com suas peculiaridades – de dentro para fora. Maria Montessori diz: Primeiro, sufocamos a curiosidade das crianças, para depois obrigá-las a aprender segundo o "compasso unificado da educação"! Assim não é possível! (Recomendo a leitura do primeiro livro de Maria Montessori sobre crianças pequenas, "A criança criativa".)

Maria Montessori mostrou, entre outros, que, no geral, desde cedo as crianças desenvolvem aptidões matemáticas. No meu jardim-de-infância vienense, por exemplo, tínhamos um sistema de contas de vidro com o qual as crianças podiam ter um primeiro contato concreto e sensorial com a aritmética. Nos jardins-de-infância e escolas tradicionais, o material didático era muito abstrato e sistematizado, não levando suficientemente em conta a vontade de saber individual de cada aluno. Segundo Maria Montessori, é possível e necessário "alimentar" a curiosidade infantil, da mesma maneira que alimentamos o corpo, desde que a motivação para aprender venha de dentro da criança. O entorno deve ser arrumado de tal forma que ela se sinta segura, isto é, deve ser bem preparado, adequado e interessante. As primeiras manifestações de curiosidade da criança não devem ser sufocadas, o que, em geral, ocorre com as ordens "Fique quieto!"; "Sente-se!"; "Não mexa aí!".

Segundo a linha montessoriana, as crianças começam a escola aos dois anos e meio, três anos de idade, quando já não usam fraldas. (Nas escolas tradicionais, aos seis.) Começar a aprender tão cedo significa também crescer em liberdade, em liberdade intelectual, definida individualmente. O aprendizado de uma criança que começa aos seis anos é menos eficaz, porque essa idade não corresponde ao seu desenvolvimento cognitivo. Montessori respeita as etapas da aprendizagem, traduzindo-as em atividades práticas. Por exemplo, uma criança não deve ser colocada passivamente diante de um quadro. Deve poder (usando todos os seus sentidos) tatear alguma coisa, sentir, escolher, repetir. O professor não é visto como uma autoridade que diz o que o aluno deve ou não fazer, mas muito mais como um acompanhante que mostra o que pode ser feito. Essencialmente, meu trabalho docente segue os princípios montessorianos. O aprendizado se dá em três fases:

1) O conteúdo é apresentado individualmente e explicado em seqüências curtas e claras.
2) O professor observa como o que foi explicado e demonstrado é executado de maneira autônoma pelo "aprendiz". É importante que o professor, se necessário, corrija imediatamente os passos feitos de maneira independente.
3) Em seguida, vem a independência, o fazer autônomo pelas mãos do aprendiz. O professor está em sala e presta ajuda se solicitado pelo aluno.

O importante é que *tudo* pode ser aprendido dessa maneira. A educação de minha filha serve como exemplo. Ela estava com oito anos de idade quando, certo dia, cheguei de viagem e ela me disse: "Quero lhe mostrar uma coisa". Ela e meu marido entraram na kombi vermelha que possuíamos na época. Minha filha era muito pequena para dirigir sentada a kombi, por isso, dirigiu-a em pé até estacioná-la novamente em nosso gramado. Ela mesma havia aprendido o que queria aprender, sob a supervisão do meu marido. (É claro que as orientações tiveram de ser dadas de modo muito claro, houve correções, permissão e segurança.) Estou convencida de que, com o método Montessori, as crianças conseguem aprender seqüências complexas desde muito cedo. Mesmo os problemas que surgem com essa metodologia são por elas resolvidos por meio de soluções criativas, inesperadas, próprias.

Minha filhinha, que freqüentou a pré-escola Montessori em nossa casa, a partir dos seus quatro anos, conseguiu definir corretamente, de modo espontâneo, esse método: "Tudo bem dos quadris para a cabeça, mas não dos quadris para baixo". Ela acompanhou essa frase com gestos. A pedagogia montessoriana incentivava a criatividade e a autonomia, mas a sexualidade infantil era sufocada (por exemplo, poder brincar com o baixo ventre). A descoberta da sexualidade infantil e sua consideração é um feito da educação psicanalítica.

Um outro aspecto da pedagogia é o planejamento. Alguns estilos educacionais refreiam as crianças em sua criatividade para depois forçá-las a seguir passos predeterminados. Antes de mais nada, deveríamos perguntar: "O que você quer aprender?". As crianças têm muitas idéias próprias. Não estou falando do "caos da escola livre", mas de reconhecer etapas do aprendizado e possibilitar a atividade.

Nos EUA, muitas escolas são tão "democráticas" que têm problemas com o tédio e com a impaciência dos alunos, pois elas se perdem nos menores detalhes, o que perturba a vontade de aprender e a curiosidade da criança talentosa.

Algumas considerações sobre a denominação de meu método

Falar pura e simplesmente "massagem suave para bebês" ou "vegetoterapia" é enganoso. Uso essas expressões porque tudo começou no trabalho com bebês, mais especificamente com o início da vegetoterapia em bebês segundo Wilhelm Reich. Mas procuro chamar meu trabalho de Bioenergética Suave, porque, essencialmente, é um trabalho realizado com a energia. A Bioenergética Suave pode muito bem ser utilizada para auxiliar partos, visto que surgiu nesse contexto. Meu método da Bioenergética Suave desenvolveu-se no decorrer do meu exercício da medicina pré e perinatal, por meio de observações acuradas, de pesquisas e do trabalho com a vegetoterapia suave. Por causa dessas experiências, reconheço muitas vezes intuitivamente – no processo terapêutico –, onde, quando e por que as couraças rígidas surgiram e tenho sensibilidade para os distúrbios primários precoces.

Dessa forma, a vegetoterapia suave transformou-se num método terapêutico para mim. Ela serve, primeiro, para evitar o processo de encouraçamento em bebês muito pequenos e criar a ligação energética corporal entre os pais e o filho. De um ponto de vista médico-patológico, uso a massagem de bebês para curar também na terapia com adultos. (Quando o relacionamento entre "bebê" e "pais" está formado, em geral os pacientes prescindem da massagem.) Meu método também é importante para evitar distúrbios (precoces ou não), para evitar que o encouraçamento se solidifique, para garantir uma ligação (*bonding*) boa e suficiente entre o bebê (adulto) e seu responsável (agora, o terapeuta).

Durante a terapia, voltavam sempre a minha mente aqueles bebezinhos que olhavam fixamente para algum lugar do recinto, já totalmente "ausentes". Eram poucas as pessoas com as quais trabalhei, infelizmente, que tinham a mesma sensação e percebiam, por exemplo, onde e quando a solidificação das couraças ocorria. Às vezes, eu recebia pacientes totalmente pálidos; era possível supor que fossem anêmicos. A massagem de bebês deixava sua pele rosada, eles "expandiam" (ver p. 137). Quero dizer que, com meu trabalho, percebo como o encouraçamento e o bloqueio da energia vital tiveram início. Percebo, principalmente, a relação com a situação do nascimento. Eis exatamente a novidade do meu trabalho: pelo que sei, Wilhelm Reich não podia participar dos partos. Dessa forma, não tinha conhecimento, na prática, de quão intensos podiam ser os inícios dos encouraçamentos. Pude observar seus conhecimentos teóricos sobre o auxílio ao parto, transformando-os efetivamente num trabalho prático-terapêutico.

Descobri que meu método da Bioenergética Suave não pode ultrapassar determinado limite. A preocupação com o limite do estímulo e com o próprio limite de energia provém de Wilhelm Reich. Ele começou a notar onde está o limite da energia (bloqueios, ver p. 138), isto é, "o quanto se agüenta" ("análise do caráter"). Sinto que realizo o mesmo trabalho, embora um pouco abaixo desse limite; o "limite da dor" dos pacientes nunca é ultrapassado. Guio-me pelo princípio do estímulo mínimo, daí o nome Bioenergética Suave.

É preciso acrescentar, também, que trabalho de maneira reativa e muito suave. Observo com muito cuidado onde surge um sentimento, como um paciente "se fecha", como ele expressa esse sentimento, ou, quando o paciente se abre, o quão facilmente consegue expressar-se, ou como uma tendência interna torna-se expressão de um sentimento. (O próprio processo de encouraçamento.) Posso ainda verificar muito bem a dominação dos sentimentos (como uma forma de encouraçamento); por exemplo, uma reação psicótica ou paranóica, nesse caso, significando uma extrema dominação exterior. Outro exemplo: a maioria das pessoas que sofreram distúrbios ou foram machucadas bem no início de sua vida – na época pré ou perinatal –, reage de tal maneira a estímulos fortes, que todo o seu corpo se retrai. Ao contrário, o encouraçamento "derrete" com os toques suaves, e os pacientes são atingidos em sua camada mais profunda.

Em 1977-78 fui convidada para fazer uma palestra num hospital em Auckland (Nova Zelândia). Durante a palestra ouvi um choro muito alto vindo do corredor. Perguntei o que estava acontecendo ali e me responderam que uma mulher tinha acabado de dar à luz e estava tendo uma reação psicótica. Ofereci-me para aplicar-lhe uma terapia corporal. O resultado foi a demonstração do meu método numa sala com um espelho especial, de modo que todo o grupo pudesse acompanhá-lo. De fato, depois do parto, a mulher estava totalmente desintegrada e desagregada, sua couraça tinha desaparecido: ela chorava, tinha sentimentos intensos e falava sobre seus problemas reais. Apliquei-lhe um tratamento energético para que a energia voltasse a fluir bem em seu corpo. Assim, foi possível trabalhar e integrar seus sentimentos, controlados há anos, na crise aguda após o parto.

O principal da Bioenergética Suave é que, com sua ajuda, emoções e lembranças mais precoces podem vir à tona; por meio dela, as camadas mais profundas são atingidas, como numa escavação arqueológica. Mas o método não é útil só nisso. Os traumas resultantes de histórias de vida também surgiram por ações corporais ou emocionais chocantes, violentas. São como que "arremessados" às pessoas e podem ser mais bem ou totalmente dissolvidas por um mínimo de estímulo.

Recebo ainda muitos relatos de especialistas, como parteiras e terapeutas, aos quais ensinei o método. Eles mostram o quão eficaz e curativo pode vir a ser esse modo de acesso às emoções e às lembranças.

2. Os objetivos da Bioenergética Suave: prevenção, "a humanização da humanidade a partir da concepção"

O ponto central do meu trabalho migrou, ao longo do tempo, para a prevenção, isto é, para evitar o surgimento de distúrbios emocionais desde o início. Nos últimos anos, ocupei-me mais e mais com as circunstâncias do nascimento. Engajei-me no parto suave e trabalhei principalmente com mães e seus bebês.

A atual história da civilização e da política é influenciada pela "história da infância", pois engloba acontecimentos que marcam o indivíduo e, conseqüentemente, toda a humanidade. A história da civilização é o resultado da soma das características das pessoas. Essa relação já foi analisada por meu pai em seus livros *A análise do caráter* e *A psicologia das massas do fascismo*. Atualmente, interesso-me pelo sentido contido no desenvolvimento do indivíduo, chamado por Lloyd de Mause de "a evolução da infância" (ver Bibliografia, p. 140).

No geral, o tratamento reservado às crianças e o relacionamento com elas melhorou no decorrer da História. Mas quando observamos as primeiras fases do desenvolvimento infantil, notamos que ainda hoje imputa-se sofrimento às crianças e seu livre desenvolvimento é cerceado. É muito difícil encontrar menção sobre esses temas nos livros de História. Vale notar como é interessante o termo *history* em inglês – (*his story*: história dele), isto é, na história reinava um espírito masculino. Ignorava-se simplesmente o que ocorria com crianças e mulheres, que quase não eram notadas ou descritas.

Somente no início do século XX a importância do desenvolvimento psíquico na infância começou a revelar-se também, para a posterior vida adulta. Sigmund Freud mostrou que o ser humano carrega muito material inconsciente na alma, a maior parte contendo traumas de infância. De acordo com ele, esses conteúdos são freqüentemente de natureza sexual. Durante minha atividade terapêutica, vivenciei muitas vezes o fato de haver adultos perturbados que mal conseguiam se lembrar de sua infância. No geral, são os que têm as piores experiências na infância e, no presente, são os que reagem de modo menos emocional. Não é um bom sinal uma pessoa não se lembrar do que aconteceu em sua infância.

Todos nós, entretanto, nos esquecemos do ocorrido quando bebês. As experiências do tempo primário são muito profundas; agora, com a terapia primária, descobrimos o quão importantes são essas experiências. Por exemplo, a não-recordação de um parto difícil está, literalmente, nas nossas profundezas e é pesada como uma pedra, podendo ocasionar uma forte depressão – talvez para a vida inteira.

Freud diz que o homem civilizado precisa se adaptar ao seu meio e à sociedade (ver Bibliografia, p. 140). Reich, ao contrário, achava que, em primeiro lugar, o meio devia ser constituído para o homem, em especial para a criança, e não o inverso. Já na década de 1920 meu pai havia descoberto que não só um indivíduo pode cair doente como toda a humanidade. Na sua opinião, o homem não foi feito apenas para se adaptar ao meio, mas para modificá-lo quando necessário. Atualmente, essa idéia nem é mais tão revolucionária na psicologia. Eu gostaria de saber como alguns psicanalistas "da primeira hora" reagiriam se pudessem ver o mundo moderno. Como deveria se dar a adaptação a um mundo tão "maluco" como o de hoje?

Estou empenhada em evitar, na medida do possível, doenças físicas e espirituais. Como já disse, o ponto forte de meu trabalho deslocou-se para a prevenção. Talvez não seja possível evitar algumas doenças – embora continue tentando, na medida em que fortaleço a consciência das pessoas para a importância do início da vida.

Sigmund Freud reconheceu as razões inconscientes de doenças e ocupou-se disso. Nesse sentido, Wilhelm Reich descobriu que o principal, o caráter de uma pessoa, está sedimentado em seu corpo. A vegetoterapia, a bioenergética, todas as terapias corporais estão ancoradas nesse conhecimento. Reich também descobriu, por exemplo, que com a contração de músculos, as emoções são retraídas. Mas as emoções são a expressão da energia vital fluindo no corpo. Músculos contraídos, conseqüentemente, encouraçados, represam a energia vital no corpo sem deixá-la fluir: a percepção e a vivência corporais são perdidas, a consciência não está mais no "aqui e agora". Eis a origem de uma dissociação, de um abismo entre a consciência e o corpo. Um exemplo: é possível uma pessoa passar a vida inteira num estado de medo, que talvez possa ter-se originado no nascimento. Isso também significa que seus músculos estão continuamente retraídos; ela não apresenta mais campo energético, está pálida e vive encasulada como um caramujo. Sua vida é determinada pelo medo. O acontecimento está ancorado no corpo. Mesmo esses distúrbios precoces, se trabalhados já nas circunstâncias anteriores ao seu aparecimento e durante essas circunstâncias, podem ser evitados.

Reich descobriu de que maneira as neuroses se fixam no mecanismo corporal. Desde o início, ele tinha em mente modificar o mundo adulto de tal maneira que as crianças pudessem crescer sem couraças rígidas. Isso significa tão-somente que as crianças deveriam manter inata sua vitalidade. Reich era um grande admirador da vitalidade de crianças e de bebês. Essa admiração traduziu-se também por uma polpuda herança legada a Wilhelm Reich Infant Trust.

Creio que todo psicólogo (e terapeuta) deveria conhecer a prevenção e trabalhar por ela. Na minha opinião, tem pouco sentido querer restringir-se a curar doenças de adultos. Se sabemos como essas doenças aparecem, devemos tentar evitá-las. Pude reunir muita experiência durante minha prática médica. Parecia-me inútil, por exemplo, tentar fazer terapia com um garoto vítima de abusos (e daí ser marcado pelo masoquismo), quando as circunstâncias que o levaram a adoecer não podiam ser alteradas. Concretamente, isso significa que, depois do tratamento, ele teria de voltar para casa, onde seria novamente vítima ou espectador da violência. Sabendo que as crianças, por natureza, não são encouraçadas, e que os adultos transmitem às crianças suas próprias couraças, por meio do tratamento que lhes dispensam, deveríamos oferecer um trabalho preventivo.

Minha "regra de ouro" no campo da prevenção neurológica é: não imponha às crianças os males que lhe foram impostos. Não os transmita, consciente ou inconscientemente, à próxima geração. Ao contrário, você pode quebrar a corrente de mil anos dessa herança, mesmo que esteja enrolado nela e sofra por isso. Eis a grande esperança.

3. Aspectos importantes da Bioenergética Suave

Sentimentos – emoções – são fluxos atuais de energia vital no corpo
Wilhelm Reich

Os princípios básicos de minha atuação terapêutica foram lapidados no decorrer de muitos anos de intenso trabalho. Sua base é o conceito de energia de Wilhelm Reich. Ele define as couraças corporais e de caráter relacionando-as de maneira muito próxima. Isso será rapidamente apresentado aqui, uma vez que tem relevância para o meu trabalho. Minhas outras colocações teóricas (ver também p. 40) provêm da prática médica; não existe um quadro teórico maduro que reflita minha atuação terapêutica.

Breves explicações teóricas iniciais funcionaram nos meus grupos para situar os participantes. São úteis tanto para uma melhor compreensão do meu método como para fornecer uma descarga de idéias para outros "trabalhos com energia".

Energia vital

Sentimentos (emoções)[1] são energia vital em movimento (energia orgone).[2] Eis o principal conceito da vegetoterapia.[3] Quando sentimos alguma coisa, algo se move em nosso corpo. Um sentimento não é uma idéia ou uma imaginação – é um acontecimento energético no corpo. Existe algo que flui dentro de nós. Quando estamos felizes, nos esticamos, nos expandimos para o mundo. Quando temos medo, nos retraímos para dentro de nós mesmos. Nesse movimento, o que flui de lá para cá é nossa energia vital. Essa a descoberta de meu pai no fim dos anos 20, início dos anos 30, é chamada de antítese da vida vegetativa.

Todas as coisas vivas reagem como um todo, tanto a estímulos internos quanto externos. Com o auxílio de um microscópio, é possível constatar esse fenômeno observando-se um ser unicelular (ameba). Ao ser tocada, a ameba se retrai. Sentindo-se bem, se estica. Esse princípio funciona de maneira similar, mas de modo diferente, nos seres humanos.

O ser humano se retrai com o medo e com a dor. Chamamos esse retraimento de contração.[4] É possível qualificá-lo como um "se recolher". Muitas pessoas usam esse estado de maneira consciente, a fim de concentrar sua energia.

Seu contrário é a expansão[4] (alongamento). Significa esticar-se para o mundo. O campo energético expande-se no prazer e na raiva, mas principalmente no prazer sexual. Isso acontece com todas as sensações prazerosas – é algo curativo e um sinal de saúde.

Há um fluxo de energia no corpo, uma circulação. Estamos ligados à Terra (aterrados) com nossa energia vital. Da mesma forma, estamos plantados na energia cósmica.

O corpo possui um campo energético que é denominado de aura. A aura alonga-se durante a expansão e se retrai na contração. O campo energético do corpo pode ser incrivelmente forte quando a energia vital está fluindo. Vemos isso, por exemplo, durante o parto: os recém-nascidos têm muita energia vital livre (não presa) em relação a uma massa corporal reduzida. Por isso são tão energéticos e ativos. Raiva e prazer são sentimentos da expansão. Isso acontece também com a raiva. Os bebês também têm ataques de fúria. Eles ficam vermelhos e quentes. Ao nascer, tudo ao redor da criança é novidade. Se não houver um campo energético de uma outra pessoa que a proteja, em princípio o da mãe, então o pequeno pode – por causa do susto e do medo – perder seu campo energético.

Há diversas linhas de terapia que, primeiro, produzem uma expansão, ao incitar a raiva por meio de exercícios corporais. É importante ter muito cuidado com métodos provocativos e trabalhar de maneira diferenciada com a expansão e a contração.

Existem distúrbios da energia vital nas pessoas (Wilhelm Reich os chamava de biopatias[5]). Em meu trabalho terapêutico, penso de maneira energética e não mecânica. Energia vital equilibrada e flexibilidade são sinais de saúde física e espiritual, e ajo no sentido de conquistá-la.

Quando uma pessoa apresenta distúrbios no seu nível de energia vital, isso pode significar possuir energia vital de menos (desabastecimento) ou de mais (superabastecimento). No caso de haver pouca energia vital disponível, a pessoa se sente cansada e abatida. Há distúrbios de energia vital que se relacionam diretamente com o meio ambiente (atmosfera, qualidade de vida etc). A cada explosão atômica (mesmo as que acontecem subterraneamente) toda a Terra reage: a totalidade dos seres vivos, inclusive os homens, a sentem e são por ela influenciados, se não prejudicados. Alimento, ar e água contaminados também enfraquecem a energia vital.

Segundo Wilhelm Reich, quando não se leva em conta o nível de energia do paciente, é possível fazer anos de terapia sem que ocorra nenhuma pequena alteração. As pessoas deveriam organizar suas vidas a fim de que todas as circunstâncias pudessem ter um impacto positivo no balanço da energia vital, reduzindo-o ou ampliando-o de acordo com a necessidade. Ocorrem melhoras também em razão de uma vida saudável (alimentos orgânicos, ar puro e muito exercício). Há várias maneiras de aumentar a energia vital, principalmente com a utilização do Acumulador Organe inventado por Wilhelm Reich.[6] Mesmo durante minhas atividades clínicas e de consultório, construí cobertores orgone para "abastecer" bebês e mães "desabastecidos". Minhas experiências nesse campo são muitas e interessantes (com recém-nascidos, com bebês maiores, com mães depois de partos difíceis, em depressão pós-parto, com infecções, com quadros de baixa imunidade, depois de queimaduras, machucados etc). O acumulador produz uma espécie de expansão: a pessoa fica com calor. Produz-se luminação.[7]

Em casos de superabastecimento,[8] é possível o uso de banhos, dietas ou sangrias. O orgasmo[9] também descarrega energia.

É possível verificar também o grau de enegia vital de uma pessoa. (Uma das possibilidades, segundo Wilhelm Reich, é o exame de sangue.) Se a energia vital não flui, surge um bloqueio no corpo, um represamento de energia e, conseqüentemente, um represamento de emoções (semelhante ao princípio do *yin-yang*). O bloqueio ocorre, por exemplo, depois de uma cirurgia. Vivenciei muitas vezes o fato de a energia ter ficado presa na região da bacia – no caso de mulheres que haviam-se submetido à cesariana, ao parto com fórceps, ou outros recursos de facilitação do parto. Com freqüência as mulheres precisam de incisões durante o parto (como na episiotomia, por exemplo), o que também atrapalha o fluxo da energia vital.

Couraças corporais: o surgimento de couraças em bebês

O encouraçamento corporal[10] (encouraçamento muscular[11]) serve, no geral, para abafar sentimentos. O termo couraça de caráter pode ser comparado, na psicanálise, com o termo resistência. Couraça corporal e de caráter têm as mesmas raízes, fincadas na energia vital (energia de Orgone/Bioenergia). Para conseguir descrever brevemente o surgimento de couraças corporais, preciso voltar mais uma vez à questão da energia. Como já foi exposto, há dois movimentos básicos do organismo vivo, a expansão e a contração, que podemos observar nos seres mais simples, os unicelulares.

Figura 1

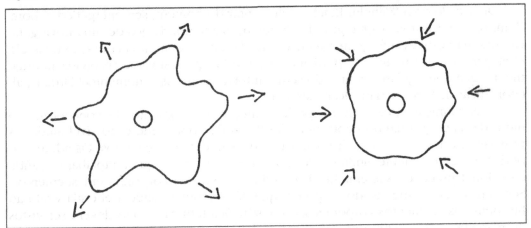

expansão   contração

O corpo reage como um todo, com expansão ou contração, aos estímulos externos. O encouraçamento é uma reação necessária a estímulos externos que ocorrem no decorrer da vida. Numa visão patológica, o encouraçamento é a permanência dessa circunstância (imobilidade). Se o corpo permanece numa dessas circunstâncias, ocorre o encouraçamento no nível corporal. No corpo humano, conhecemos, por exemplo, a contração continuada da musculatura (encouraçamento muscular).

O encouraçamento do corpo implica a repressão de sentimentos: no encouraçamento corporal, os sentimentos estão "congelados". Nos estados de medo, a musculatura geralmente está tensionada; nos de prazer, relaxada. Nesse último, o campo energético se alonga em direção ao mundo; no medo, se retrai. Ao se dissolver o encouraçamento corporal, ressurgem sentimentos "congelados" que, pouco a pouco ou instantaneamente, tornam-se conscientes.

Há mecanismos corporais pelos quais surgem as couraças no nível corporal. Wilhelm Reich distingue diversas possibilidades nos encouraçamentos corporais, como limitações na respiração, hiperatividade, imobilidade ("anorgonia"), couraças musculares etc.

Pude observar cerca de quinze formas de couraças. O encouraçamento é precedido por um processo: na contração, retraem-se primeiro os músculos lisos – involuntários. Com a repetição dessa retração resultante de sentimentos de medo, dor etc., ocorre uma reação (negativa) involuntária e, em seguida, desenvolvem-se distúrbios vegetativos. O corpo encontra-se num desequilíbrio vegetativo. Surgem as bases dos distúrbios psicossomáticos. Segundo Wilhelm Reich, o encouraçamento corporal é a consolidação da neurose no corpo, que significa uma parada no fluxo de energia vital.

Por outro lado, a couraça corporal serve como proteção da vitalidade, da autenticidade (do ser-assim), da capacidade de viver, do verdadeiro eu interior. Num mundo ideal, não precisaríamos de couraças. A Bíblia diz que é preciso um escudo[12] – o que vem ao encontro das experiências cotidianas. Doentio é não conseguirmos nos libertar das couraças. Isso se chama fixação das couraças.

Nunca é demais ressaltar: cuidado com as terapias que trabalham segundo o princípio de que couraças devem ser quebradas como uma noz. Temos aí o perigo de uma nova lesão e, como conseqüência, de uma nova couraça, mais forte (como defesa contra as repetidas lesões) ou possivelmente um estilhaçamento da personalidade (desintegração psicótica). Trabalho no sentido de fazer a couraça derreter.

Em minha opinião, as crianças deveriam aprender essas conexões na escola. Lá, deveriam ser discutidos temas como: O que são sentimentos? Quais são os tipos de sentimentos existentes? O que acontece no corpo quando estamos com raiva, vontade, medo ou luto?

De acordo com Wilhelm Reich, o elementar do homem, seu energético, é bom. É importante frisar isso. Que grandes esperanças aguardaríamos de uma nova geração que não estivesse firmemente encouraçada (isto é, com uma couraça imutável), uma geração que realmente participasse da vida, que estivesse resolvida internamente, que conseguisse sentir tudo sem naufragar entre os sentimentos! Drogas, álcool, "ficar maluco" seriam desnecessários.

O encouraçamento corporal pode começar no momento de concepção, no útero da mãe, ou quando bebê. Wilhelm Reich descobriu que é possível ajudar às pessoas se estudamos esses distúrbios precoces e tentamos evitá-los. Os adultos só podem ser efetivamente ajudados com o estudo dos fatores que atrapalham a saúde emocional precoce. Wilhelm Reich dividiu as couraças corporais em segmentos. Segmentos são os lugares do corpo em que há bloqueios, onde a energia vital não flui bem. Os segmentos corporais são construções teóricas e não devem ser vistos de maneira estática, como os centros dos chacras.

1. O primeiro é muito importante, é o *segmento dos olhos*. Encontra-se na cabeça, abrangendo a base do crânio. Aqui pode estar o primeiro bloqueio do fluxo de energia.

Tratei certa vez de um bebê que havia sofrido um visível esmagamento da cabeça durante o parto. O segmento da cabeça ainda não estava ligado energeticamente ao corpo. Ele chorava como se fosse morrer. Com um mínimo de toques – talvez durante um minuto e meio – massageei-o muito suavemente, de maneira a deslocar o osso frontal do olho. As dores melhoraram sensivelmente. Com freqüência, eu estava diante de bebês que olhavam para um lugar qualquer, perdidos no recinto, seus olhos já muito longe. Os olhos não apenas recebem a energia da luz mas também irradiam energia. São órgãos irradiadores e receptores. Os recém-nascidos precisam especialmente de um retorno ao olhar que lançam: eles precisam de um contato visual amoroso. A falta dessa saudação de amor pode contribuir para o bloqueio do segmento dos olhos.

Os estudos sobre psicose ensinam que em toda psicose encontramos distúrbios na função dos olhos e na base do crânio. A consciência está separada do corpo, não está fixada nele. Os olhos de um psicótico não olham para fora, parecem que sonham acordados, longe da realidade, ou são fixos e duros (defesa). Às vezes, parece que a pupila está embaçada. Esses são exemplos do bloqueio do segmento dos olhos.

2. O segundo é o *segmento oral*. Imediatamente após o parto, encontramos contrações nesse local. O segmento oral abrange todos os impulsos do sugar. Há vários lugares em que os bebês são desestimulados a chupar o dedo com punições. Ou com a adoção de recursos médicos (por exemplo, exames). Esses são eventos traumáticos, que retraem o segmento da boca e da respiração.

Trabalhei com uma criança que quase se sufocou no parto. A massagem a fez relaxar novamente; antes, estava toda azul ao redor da boca. Podem ocorrer tensionamentos em bebês também depois de cesarianas; um pouco de massagem pode ajudar, uma vez que o impulso para mamar e a inclinação da cabeça para a frente são incentivados.

3. O terceiro é o *segmento do pescoço*, onde se encontra nossa voz. Em alguns distúrbios neurológicos, o choro do bebê é acentuadamente agudo. Contrações do segmento do pescoço podem ocorrer em decorrência dos mais diversos distúrbios, tanto por uma operação das amígdalas quanto, por exemplo, por uma criança ter tido de segurar emoções quando surrada e proibida de chorar.

Há o exemplo de um garoto de treze anos, totalmente mudo. Graças à minha massagem bioenergética, ele conseguiu respirar um pouco melhor. Em seguida, começou a tossir como se fosse sufocar. Descobriu-se que, com dois anos de idade, ele quase tinha-se sufocado com um bombom. Fora salvo com a sua cabeça sendo segura para baixo, mas seu corpo havia guardado a lembrança do episódio. O segmento do pescoço fora bloqueado, e ele emudeceu. Esse tratamento foi feito em meio a um grupo de 35 professores que não conheciam meu trabalho bioenergético. Depois de ter aplicado uma massagem suave no garoto e conversado com a mãe sobre o ocorrido, ele começou a falar novamente algumas palavras. Era o início de sua cura e, depois de algum tempo, seu estado tinha melhorado totalmente.

4. O quarto é o *segmento do tórax*. É muito grande e abrange braços, mãos, coração e pulmão e toda a caixa torácica. Por exemplo: uma garota de dois anos tinha caído num rio e quase se afogara. O acidente lhe deixou a experiência de só ter sido salva porque prendeu a respiração. A partir daí, ela sofria de distúrbios respiratórios de todo o tipo, o que a levou a uma consulta comigo.

Quando constato, na terapia, que alguém que não respira direito, em geral descubro que havia uma situação em que era bom ou até vital não respirar. Esses casos reforçam a existência de uma lógica do corpo.

Um distúrbio corporal pode, então, ter vindo de uma necessidade, inclusive para sobreviver. Isso faz com que surja um bloqueio, e se o choque não é prontamente reconhecido e tratado, pode evoluir para um distúrbio psicossomático.

5. O próximo segmento, o quinto, é o *do diafragma*. O diafragma é um músculo diagonal, fino, importante para a respiração. Quando alguém apresentava, por exemplo, sintomas funcionais cardíacos (mas ainda sem distúrbios somáticos), Wilhelm Reich incitava o reflexo de sufocamento. Uma onda percorria rapidamente o corpo e dissolvia o bloqueio. Eu incitava o reflexo de maneira muito suave, repetindo-o apenas uma ou duas vezes, acompanhado por um som do paciente na expiração. Esse bloqueio pode surgir em bebês, por exemplo, como resultado de uma manipulação rude ou uma fralda muito apertada. Em Marselha, observei recém-nascidos que não podiam ter respiração abdominal por causa de fraldas muito apertadas. Normalmente a respiração corre para baixo, como uma onda até os quadris.

6. O sexto segmento é o *da barriga*. Engloba o intestino, o estômago, o fígado, o baço etc. É possível ocorrer muitos distúrbios nesse segmento. Tensionamentos no estômago podem ser dissolvidos com massagem. Na terapia biodinâmica, massageia-se levemente a superfície do corpo, apenas a pele, como na massagem de bebês. A peristáltica começa a "borbulhar", o que pode ser ouvido com um estetoscópio. Essa é uma importante descoberta de Gerda Boyesen. Quando a energia realmente está fluindo, parece que ouvimos um rio na barriga.

Com o estetoscópio sobre a barriga, podemos escutar esses inacreditáveis "sons dos sentimentos", o intestino reage. Os sons surgem na massagem biodinâmica pela soltura da contração existente ao longo do trato do estômago e do intestino. O local contraído começa a se movimentar melhor, e, em vez de se manifestar para o exterior com fúria, os sentimentos tensionados se "aliviam", descarregam-se para o interior. Esse método é bastante indicado.

7. O sétimo segmento é o *da bacia*. Estão incluídos aí o final do intestino (ânus), quadris, pernas, pés, dedos. Circuncisões, enemas, injeções provocam o bloqueio desse segmento nos bebês.

Geralmente, quando o bebê não é aparado suavemente no parto e imediatamente é separado da mãe, ocorre uma parada no fluxo de sua energia vital. Os inícios da vida são muito importantes; mas o encouraçamento também pode se instalar mais tarde, na infância ou na idade adulta. Alguns exemplos: no exército búlgaro, durante os exercícios, era necessário manter-se em posição de sentido; se alguém se mexesse ou apenas retesasse algum músculo da face, era punido com cadeia. Um trabalho com ex-soldados mostrou que essa atitude provoca um encouraçamento tardio. Mais um exemplo, dessa vez do Japão: as criancinhas são muito amadas; quando bebês, são carregadas junto ao corpo dos adultos, amamentadas, muito bem cuidadas no sentido energético. Quando chegam à escola, porém, muitas vezes são traumatizadas. O professor japonês tem o direito de bater nos alunos, oprimi-los. No Japão, conheci um garoto de seis anos: ele gostava de ler, de escrever, era autoconfiante pois conseguia concentrar-se muito bem. De repente, tudo mudou: recebia reprimendas, por não obedecer ao professor (ele tinha de parar de escrever). Querendo castigá-lo, o professor escreveu o nome do garoto na lousa como um péssimo exemplo. Os outros alunos gozaram do colega. Isso selou o fim do seu interesse por escrever. A mãe do garoto estava em dúvida. Ela não sabia o que fazer. O garoto estava chocado. As crianças são plenas de sentimentos e influenciáveis: por medo, não fazem mais aquilo que antes lhes dava prazer. Os sustos advindos de acidentes e de atos de violência contra crianças provocam encouraçamentos que podem se apresentar de muitas formas.

Outra maneira da formação de couraças é o "engolir" dos sentimentos, algo bastante exigido dos meninos. Por exemplo, um garoto tem um sentimento muito preciso, mas não pode expressá-lo. Sempre lhe dizem: "Fique quieto, fique calmo, é proibido chorar!". Ou a criança é desdenhada, às vezes até castigada. "Meninos não choram." Assim, o sentimento não é mais vivenciado, no seu lugar ocorre uma tensão, por exemplo, no trato intestinal. Essas relações são conhecidas na medicina psicossomática, mas recebem pouca atenção no consultório e raramente são utilizadas de forma terapêutica. Os sentimentos "engolidos" ficam na memória do corpo. Eles não se dissolvem sozinhos; dessa forma, algumas pessoas são extremamente medrosas por toda a vida.

Em nosso mundo, sempre está havendo uma guerra. Em alguns países, trabalhei com pessoas que continuavam a tremer internamente de medo, porque quando bebês precisaram ser levadas – sempre rápida e apressadamente – aos abrigos antiaéreos durante os bombardeios. Isso pode ocasionar um estado de medo que perdura por toda a vida. A "consciência do corpo" permanece viva. Às vezes vejo pessoas que foram separadas imediatamente de suas mães, cresceram subnutridas e amedrontadas. Elas são quase "cinza". Posso reconhecê-las na rua, não irradiam nada; são, por exemplo, crianças refugiadas de regiões em guerra. São pessoas jovens sem brilho, sem chama vital.

Em meu trabalho vegetoterapêutico, observo se a energia flui da cabeça até o pé, ou onde ela pára de fluir. Como a energia está dividida no corpo? Por que ela parou? O que aconteceu na vida dessa pessoa? Daí eu pergunto: "Você está em seu corpo ou 'você fugiu voando com a alma'?" e "Como você enrijeceu?". Cada pessoa apresenta seus mecanismos específicos, principalmente partes do corpo firmemente tensionadas ou o corpo todo que já não sente mais nada. É o resultado da violência recebida, corporal ou emocional.

Pela respiração, verifico onde a energia está bloqueada e peço que o paciente acompanhe a respiração com suas próprias mãos. Na maior parte das vezes, é possível descrever exatamente em que lugar a respiração está parada. Uma de minhas intervenções é ajudar na primeira respiração profunda. É possível aprender a respirar profundamente.

No estudo de caso de uma esquizofrênica, Wilhelm Reich descreveu que o fluxo da energia vital era percebido primeiramente como algo estranho no corpo. Parece que há formigas andando sobre ele. Isso acontece muito com pacientes psiquiátricos, que mais não reconhecem suas próprias sensações, aos quais falta a vivência de um eu-corporal próprio. Em geral, esses pacientes apresentam histórias de vida muito difíceis, com muitos traumas.

O saudável é permanecer em movimento no fluxo da energia vital. Essa vivência corporal foi descrita de maneira espontânea por um garoto de seis anos, que nascera prematuro, da seguinte forma ao final de um tratamento de equilíbrio energético: "O rio está correndo de novo".

O princípio da "fita da lembrança"

Esse princípio diz que todos os acontecimentos da vida estão gravados no corpo humano: o corpo se lembra de tudo o que uma pessoa vivenciou até então. De acordo com esse princípio, é possível – simbolicamente – "rebobinar a fita da lembrança". Essa volta ocorre na Bioenergética Suave pelo trabalho nas couraças corporais. Ocorre uma mobilização dos sentimentos "congelados". Na Bioenergética Suave, a fita da lembrança pode ser rebobinada até o início, isto é, até o nascimento, no período pré-natal e, às vezes, concretamente até a concepção.

Uma descoberta muito importante da neurologia oferece subsídios a esse princípio: Wilder Penfield,[13] neurocirurgião canadense, fez as seguintes observações durante operações de epilepsia: há um tipo de epilepsia causado por pequenas cicatrizes na borda do cérebro (normalmente causadas por lesões). Penfield tratava a epilepsia retirando cirurgicamente essas cicatrizes. Como o cérebro é insensível à dor, era possível realizar as operações com o paciente totalmente consciente. Com estímulos elétricos em determinadas regiões da borda do cérebro, esses pacientes vivenciavam acontecimentos passados de sua vida. Em suas experiências clínicas posteriores, ele estimulou novamente essas regiões – e voltaram as mesmas lembranças: acontecimentos passados, cores, cheiros, seqüências motoras.

As experiências de Penfield trazem comprovações plausíveis sobre a existência de uma região no cérebro que armazena nossos acontecimentos. Com estímulos elétricos nessa região, voltam à tona essas imagens "interiores", emoções etc. É possível supor, então, que todas as emoções se encontram fisicamente no corpo e podem ser resgatadas. O fenômeno do surgimento repentino de lembranças do passado também é conhecido em outras situações (sob influência de drogas, hipnose etc.). Posso confirmar a descoberta de Penfield com minhas próprias experiências.

O importante é que, para chegar à cura, não trabalho apenas com o corpo, com os bloqueios da couraça corporal, mas também levo em conta o princípio da fita da lembrança. As lembranças (corporais), as emoções revividas são ordenadas de acordo com a história de vida, verbalizadas e, conseqüentemente, integradas.

O logaritmo dos inícios

Segundo o logaritmo dos inícios, o desenvolvimento de um ser humano – da concepção até a situação atual – segue o curso de uma regularidade em que os inícios de vida têm importância especial. A força que derruba o arbusto talvez quebre apenas um galho da árvore. A influência de uma mesma força é totalmente distinta.

A Bioenergética Suave, como método terapêutico, pode ser usada como tratamento de distúrbios de todas as fases da vida, mas funciona melhor com distúrbios do seu início, da concepção até o segundo ano de vida. Ela atinge camadas muito precoces do desenvolvimento humano, de um período em que os acontecimentos ainda não podem ser articulados verbalmente, ou seja, da fase pré-verbal (ou não-verbal), inacessíveis a terapias que trabalham essencialmente com o verbal.

O que acontece conosco no início – na base – determina de modo fundamental o que somos hoje: por exemplo, se somos felizes; se, em geral, sentimo-nos bem; se temos desconfianças (a meu ver, a desconfiança é um direito das pessoas), ou se estamos sempre preocupados que alguém nos possa prejudicar. Bons inícios são decisivos. É claro que, apesar de um bom começo, pode haver distúrbios em fases posteriores da vida. O adulto tem como função nutrir e proteger. Os bebês são como os filhotes de passarinhos: primeiro precisam de cuidados para, quando for a hora, serem soltos.

A Bioenergética Suave tenta alcançar a fase pré-verbal. Usando imagens, assemelha-se às camadas de uma cebola: as camadas mais externas são descascadas para, enfim, se chegar ao centro da pessoa. Por isso, no trabalho concreto, é importante "descascar", desencouraçar com muito cuidado, na medida em que todas as camadas de história da couraça corporal são dissolvidas passo a passo.

Naturalmente, esse é o projeto; na realidade, trabalhamos com o que acontece no momento da terapia. Não podemos saber de antemão o que nos espera; às vezes surge uma reação diferente da prevista. Por exemplo, fiquei muito espantada quando, na primeira hora de terapia, adultos traumatizados pela guerra relembraram momentos de sufocamento ocorridos durante o parto, pois eu estava preparada para as recordações de traumas de guerra. No meu trabalho, com freqüência toco diretamente na raiz dos distúrbios.

O período pré-natal, o do nascimento e o seguinte, o "período sensível", têm, provavelmente, maior importância no desenvolvimento posterior do indivíduo do que aquele pregado pela ciência durante muito tempo. O desenvolvimento precoce é – literalmente – o fundamento da casa. Essa é uma verdade muito antiga; na Bíblia está escrito que não se deve construir sobre areia.

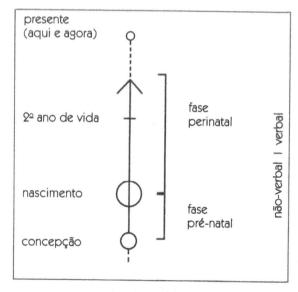

Figura 2   Linha da vida

Quando eu era estudante (década de 1940), aceitava-se que o feto não tinha uma alma. Um dos argumentos usados na época era o de que o sistema nervoso do feto ainda não estava completamente desenvolvido. Descobrir o contrário foi fundamental para mim. Ao lado de minhas vivências em terapia primária (precedidas por longos anos de psicanálise, na infância e na adolescência), os bebês (recém-nascidos a termo e prematuros) foram minha maior fonte de aprendizagem. Meu trabalho terapêutico posterior também me convenceu sistematicamente da importância das precoces vivências pré-verbais.

Em seu livro extremamente informativo, Thomas Verny e John Kelly[14] coletaram numerosas comprovações científicas disponíveis até então, a fim de confirmar que o feto já possui uma alma relativamente diferenciada, reagindo intensamente ao seu entorno, principalmente à sua mãe. Alguns exemplos: quando a grávida está estressada, o coração do feto bate mais rápido; ele reage aos sustos da mãe movimentando-se. Também sabemos que os sons chegam até o feto.

Estou convencida de que tudo o que é dito na presença de uma grávida é gravado na "fita da lembrança" do feto. Há indícios de que o conteúdo das falas, naturalmente acompanhado por sentimentos, atinge o feto. Isso pode gerar a base para posteriores temas de vida. Um exemplo de Leboyer: há uma síndrome psiquiátrica ("síndrome de Tourette"), a das pessoas que praguejam demasiadamente, que surge com freqüência – fato comprovado – em pacientes cujos partos, realizados sob anestesia, foram assistidos por pessoas (médico, auxiliares cirúrgicos etc.) que estavam praguejando nessa hora. Também por isso Leboyer fala da importância do "silêncio sagrado" no nascimento. É muito importante que o grande processo de mudança, materializado pelo nascimento, não seja atrapalhado por nós. Não deveríamos inserir nada de desnecessário na "fita da lembrança". Infelizmente, porém, nem todos os envolvidos no parto sabem que os começos são tão importantes e sensíveis.

Métodos terapêuticos centrados principalmente no verbal têm seu ponto central na situação do "aqui e agora" do paciente. Conseguem recuar sua história de vida até por volta dos dois anos de idade (até o início da fase verbal). Por meio do meu trabalho, sei que os acontecimentos pré-verbais são decisivos e que há determinadas ab-reações que surgem desses acontecimentos precoces. Um paciente pode – relativamente rápido, em alguns poucos minutos – regredir à fase mais inicial de sua vida, isto é, vivenciá-la novamente. Na terapia primária os pacientes conseguem, às vezes, vivenciar sentimentos intensos, dos quais nem sabem a origem e o significado; totalmente inconscientes. Ao mesmo tempo, podem funcionar como "tema" por toda a vida.

O princípio do estímulo mínimo (O princípio da ostra)

O princípio mais importante da Bioenergética Suave é o do estímulo mínimo, ou seja, quando tocamos o corpo do paciente, esse toque não deve ser doloroso: o trabalho deve ficar abaixo do limite da dor. O corpo humano reage a contatos de maneira diferenciada; de qualquer maneira, o toque dá início a um processo energético. Se o toque estiver acima do limite da dor, pode acontecer de esse processo energético ser bloqueado, isto é, o corpo se defende do "ataque". Por isso, é sumamente importante atentar para esse limite de dor. Chamo esse procedimento também de "Princípio da ostra": tocada suavemente, a ostra se abre e mantém-se aberta; com toques mais duros, ela se fecha.

Figura 3

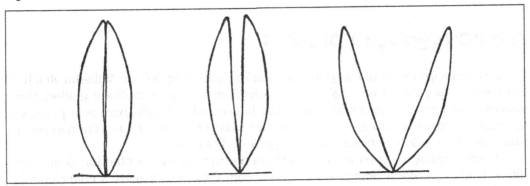

O princípio do estímulo mínimo (O princípio da ostra)

Por meio do meu trabalho com recém-nascidos, sei que o bebê ainda não encouraçado responde a um estímulo duro com "retração". E minha experiência mostra que, também em pacientes adultos, um estímulo demasiadamente duro "fecha" a couraça, podendo até mesmo surgir uma couraça mais rígida. Quando a energia do corpo é posta em movimento, deve-se deixar o processo ocorrer o mais naturalmente possível e não pressioná-lo. Essa atitude se assemelha à revelação de filmes. Ao serem mergulhadas na solução (reveladora), as imagens aparecem aos poucos, e sem que se faça mais nada elas se desenvolvem por si só. Quando as imagens estão completas, não devemos continuar com o processo, senão elas desaparecem novamente. (Esse princípio norteia fundamentalmente também a peristáltica corporal de Gerda Boyesen.)

"Despertar o bebê no adulto" – Terapia primária

O uso do princípio do estímulo mínimo acarreta o reviver do primeiro contato do ser humano com o mundo exterior. Nesse primeiro contato ocorrem processos incrivelmente suaves, mas que podem se exteriorizar de maneira muito intensa. Essa reativação é possível pois o bebê e também o feto ainda estão vivos no adulto. O bebê – e assim também o bebê que ainda está vivo no adulto – se retrai quando o toque é muito duro e não é amoroso.

Trabalhando com prematuros e grávidas, meu toque terapêutico tornou-se suave como a asa de uma borboleta ou a carícia da pena de um ganso.

O princípio "flow-glow"

O entrar-em-movimento dos processos internos tem uma correspondência na expressão do corpo: o fluxo da energia vital (*flow*) torna-se perceptível no momento em que o corpo se esquenta, ele "arde" (*glow*). Ao mesmo tempo, fortes emoções são liberadas e exteriorizadas. Um dos objetos da Bioenergética Suave é reviver os sentimentos da época primária, do período pré-verbal da evolução humana. Mas apenas isso não basta. É necessário também possibilitar uma modificação no acontecido, à medida que for necessário. Surge então uma nova ligação[15] (*re-bonding*).

Flow significa que os movimentos energéticos estão fluindo como uma onda do primeiro até o sétimo segmento corporal. Não é possível entender o *flow* sem o conceito do encouraçamento segmentado de Wilhelm Reich (ver p. 32 e ss.). *Glow* é a capacidade de expansão do campo energético. O que também pode ocorrer com um acumulador de orgone e com luminação. A energia permanece móvel, o corpo se esquenta, brilha e arde.

A auto-regulação precoce

Esse princípio remonta à teoria do "caráter autodirigido" de Wilhelm Reich.[16] Em resumo, as pessoas que agem de acordo com suas motivações e gratificações internas possuem caráter autodirigido. São interessadas e trabalham sem pressões internas ou externas, isto é, elas não são "levadas" por açoite e também não precisam – acredito – de um planejamento rígido de horários.

A auto-regulação precoce é possibilitada por um entorno acolhedor. O que significa, também, colocar limites – mas nunca com violência. E mais: a criança tem a possibilidade da livre escolha.

A auto-regulação é o objetivo do trabalho terapêutico. Alcanço-o à medida que nunca continuo estimulando o paciente sem sua anuência. Dessa forma é possível o desenvolvimento de um sentir-se vindo de dentro, do próprio corpo.

Linhas terapêuticas as mais diversas utilizam a auto-regulação com outra finalidade: por exemplo, o trabalho autônomo com a psicoperistáltica (na automassagem escutam-se os sons do estômago e do trato intestinal com um estetoscópio). Um outro exemplo: na Austrália, soube que o conceito de auto-regulação é usado para *biofeedback*. Um aparelho de *biofeedback*, que mede a resistência da pele por meio de eletrodos, envia sinais elétricos a um osciloscópio para a confecção de um gráfico de estresse. Pelos movimentos – melhor, pelo controle – dos músculos da face, os desenhos das curvas deve evoluir para uma reta. Esse procedimento é, no fundo, *biofeedback* e assemelha-se a aplicá-lo a alguém na terapia.

A auto-regulação é um princípio amplo, abrangente: chamo-o de democracia em todas as relações sociais, na família, na escola etc. Significa que todos, tanto os componentes de um sistema quanto os afetados por ele, têm voz em decisões coletivas.

4. Reflexões teóricas

Intuição

A intuição é de extrema importância no trabalho corporal, embora seja difícil descrevê-la. Ela é significativa desde o início, logo no primeiro contato com o paciente. Os pacientes chegam à terapia porque não sabem direito o que lhes ocorreu, onde sofrem inconscientemente e precisam saber o que poderiam mudar em sua vida para se tornarem saudáveis.

Em virtude do meu modo de agir, comparo-me, como terapeuta, a um "cão farejador": rondo, procuro, observo, escuto com atenção. A princípio, presto atenção aos sinais corporais do paciente, onde sua onda respiratória está parada, onde seu corpo está retraído. Seus olhos são claros, a pessoa expressa ou não os sentimentos que lhe ocorrem? Da mesma maneira, é importante observar sua postura corporal. Às vezes, por exemplo, a postura da cabeça é característica: está curvada para a frente, como no feto, que apresenta alguma lesão. No embrião muito pequeno, tudo é retorcido. O corpo recebe sua forma posterior no desenvolvimento que se seguirá. Pela postura da cabeça, reconheço nos pacientes, por exemplo, se ficaram ou não estacionados na fase embrionária (se tiveram um distúrbio precoce). O paciente pode nos fornecer um ponto de referência, contando, por exemplo, que passou por uma cirurgia muito cedo. Isso me dá uma nova visão; a partir daí, procuro concretizá-la para descobrir o que é preciso fazer. A imagem completa do possível distúrbio ainda não foi totalmente formada, mas pode me levar à solução por esse caminho. Ainda não há uma expressão totalmente formada, definitiva. É possível fazer uma comparação com o surgimento de uma escultura: primeiro há o barro, depois vem a estrutura, que se desenha pouco a pouco.

A intuição também se relaciona com a escolha do método para cada caso; sou muito flexível nisso. Não trabalho apenas com a massagem energética. Ela é apenas um meio, um caminho, uma possibilidade de reconstruir o fluxo energético de cima para baixo no corpo do paciente.

Quando uso, por exemplo, o psicodrama, digo ao paciente: "Imite o seu pai quando ele batia em você!". Isso pode ser muito curador. Com freqüência, os pacientes tornam-se muito tímidos, não podem ter lembranças e falar a verdade, mas podem imitá-las corporalmente. Começar a terapia de pacientes que sofreram abusos corporais com psicodrama é um bom método, pois eles freqüentemente reproduzem de modo inconsciente o que lhes foi imputado: assim, vítimas podem se tornar algozes.

Vez ou outra o paciente cai na risada (já vivenciei o riso virar choro depois de cerca de 45 minutos). Por meio do riso, a energia começa a fluir: é uma emoção. Não considero o riso um método terapêutico, mas ele mostra que a energia do paciente está se movimentando.

Levo em consideração tudo o que vem do corpo do paciente, embora na terapia eu me fixe em determinado método. Algo quer sair do corpo, quer se expressar. Esse passo acontece num processo que surge durante a terapia.

Naturalmente é importante perceber de onde vem esse distúrbio. O processo na terapia, porém, ocorre por si, "algo se mostra". A pessoa se mostra e também a lógica de seu corpo. Creio que palavras demais chegam a ser inibidoras em meu trabalho. Agimos onde realmente está acontecendo algo energético.

Reservo o final de cada sessão (cerca de 20 a 25 minutos) para a integração. Para isso, por exemplo, faço o seguinte com os grupos: peço para as pessoas que viveram uma situação parecida com a do paciente com o qual trabalhei terapeuticamente (divórcio, separação dos pais, morte etc.) formarem um círculo. Então começamos a conversar e todos dizem algo sobre seus sentimentos numa situação semelhante. Em seguida, formo pares complementares (por exemplo, alguém que deu um filho e alguém que foi adotado), para que possa surgir um diálogo entre essas pessoas.

A partir do momento em que me decidi por um método, procuro manter-me fiel a ele, de maneira muito concentrada. O trabalho intuitivo e flexível exige grande concentração.

Trauma

A Bioenergética Suave trata, em primeira instância, de traumas. O terapeuta procura feridas importantes na história de vida do paciente. Traumas são impactos corporais ou emocionais, choques que atingem uma pessoa. Com freqüência, assumem o caráter de um acontecimento do destino. Em seu trabalho iconoclasta, Wilhelm Reich afirmou que a neurose está ancorada no corpo (como todos os conflitos neurótico-inconscientes interpessoais, que atuam no nível vegetativo) e mostrou os caminhos de tratamento.

Os traumas agem sobre todo o sistema vegetativo como um choque. Enquanto não forem reconhecidos, trabalhados e curados, vão diminuindo aos poucos o fluxo de energia vital. É importante saber que: pessoas que desmontam, que não conseguem mais prosseguir em sua vida (por exemplo, por causa de fortes depressões ou doenças corporais graves), com freqüência sofreram muitos traumas.

Na terapia, reconhecemos os traumas em primeira instância por causa das intensas reações, corporais e emocionais, ao tratamento. Os traumas são diagnosticados, às vezes, por intermédio de comunicados conscientes (verbais) do paciente, mas mais freqüentemente procurados e seguidos por comunicados inconscientes (por exemplo, reações corporais). Como clínica-geral, pergunto sempre, na primeira consulta, pela história médica do paciente e por acontecimentos traumáticos de sua vida. Constantemente os terapeutas se espantam com a rapidez a que chego ao ponto fundamental na terapia.

Os diversos traumas podem ter-se originado na época primária ou, então, em outra fase da vida. Há muitos tipos de traumas, como os acidentes: alguém cai na água e quase se afoga; queimaduras de diversos graus etc. Há também acontecimentos que se desenrolam em etapas, que colocam o corpo numa situação de choque. Agem como "água mole em pedra dura, tanto bate até que fura". O que pode levar anos. É o caso, por exemplo, de uma criança que nunca pode fazer o que tem vontade, ou quando há um estado tal de pobreza que nunca se tem alimentação suficiente. Tudo isso resulta numa gradual interrupção do fluxo de energia vital.

Em todo trauma encontramos muita energia emocional associada com o objetivo de fazer com que recordações e sentimentos sejam mantidos distantes. Os sintomas neuróticos também estão associados a muita energia vital. No decorrer de minha atuação como terapeuta, pude reconhecer que os acontecimentos mais precoces da vida, os pré-verbais, são os mais importantes, pois formam o ser humano da maneira mais intensa e, por isso, podem traumatizá-lo de modo mais prolongado. Violência física e emocional resultam nos traumas mais pesados – em adultos e especialmente em crianças.

Proteger as crianças de maus-tratos, em todo o mundo, é uma tarefa importante. As crianças deveriam ter a possibilidade de viver junto a pessoas não-violentas. Tolera-se ainda, porém, que os pais façam mau uso do seu direito de educar e usem da violência com os seus filhos.

Outros traumas podem ser, por exemplo, vivências de guerra. Uma das suas piores formas é o estupro. A mulher e o feto ficam profundamente traumatizados. O que também vale para o estupro em países em que o aborto não foi legalizado.

Um exemplo de trauma precoce, que ocorreu na terapia: um homem, com o qual eu fazia um trabalho bioenergético – apenas com a respiração, no início – tornou-se muito agressivo e irado. Sua boca espumava, ele cuspia, jogava-se contra o colchonete, contra a parede etc., batia sua cabeça nos objetos. Estava fora de si. Eu apenas o olhava (o tratamento era difícil, pois eu precisava de um tradutor-intérprete) e perguntei-lhe intuitivamente: "Você foi um filho desejado?". (Não lhe perguntei sugestivamente se tinha sido resultado de estupro.) Ele desmoronou, chorou, todo o grupo o abraçou e o segurou. Descobriu-se que, durante a guerra, sua mãe tinha sido atacada e violentada num parque, quando passeava sozinha. Era um segredo profundo e assustador, que nem ele nem ninguém, exceto a família, sabia. Esse era, então, o tema de sua vida. Na sessão seguinte ele estava totalmente mudado, depois de ter descoberto o ocorrido. Estava aliviado e, aos poucos, tornou-se adorável.

Um comentário extra: infelizmente é verdade que há muito abuso sexual. Minha atividade terapêutica (terapia do trauma) em muitos países pinta um quadro triste desse assunto. Nas famílias, esses episódios são favorecidos pelas estruturas de poder reinantes e, acima de tudo, possíveis de acontecer. O trabalho terapêutico com o abuso é dificultado porque geralmente a violência corporal é associada a uma violência emocional – na forma de ameaças, por exemplo, "Se você contar alguma coisa, eu te mato!" – por parte do agressor. Essa ameaça resulta – principalmente em crianças – em bloqueios incrivelmente fortes e duradouros na região da laringe.

Na minha opinião, o mais importante é: muitas pessoas ainda não sabem que o corpo se lembra de tudo o que aconteceu desde a concepção! Do ponto de vista psicanalítico, nós refletimos (talvez depois de trinta anos) a maneira como fomos tratados quando éramos crianças. Preciso acrescentar: fomos tratados do mesmo modo como nossas mães e pais. O nível profundo – vegetativo – de minha terapia corporal mostra claramente que existe uma influência de pelo menos duas gerações passadas. Se essa influência foi prioritariamente negativa ou até traumática, precisa ser tratada terapeuticamente, inclusive para que esses distúrbios não sejam passados sem qualquer modificação à geração seguinte. Pois quando um trauma (à semelhança de um conflito consciente ou inconsciente, mas corporal e emocionalmente mais profundo) "é varrido para debaixo do tapete", a pressão para sua repetição é muito grande: a pressão de se traumatizar alguém como aconteceu conosco.

Wilhelm Reich sempre ressaltou – ao contrário de Sigmund Freud – que o ser humano é, em sua essência, amoroso. Essa também é uma crença muito profunda em mim, além da base do meu otimismo terapêutico – mesmo em pessoas muito traumatizadas.

Existem pessoas que sofreram muitos traumas. É preciso ir com cuidado nesses casos, e tocar apenas o que os pacientes permitem, muito lentamente, senão eles não agüentariam a terapia. Minha experiência mostra que alcançamos com mais certeza o centro autêntico da personalidade pela eventual experiência traumática primária se "desencouraçarmos" de maneira suave, não ofensiva, gradual, sem intromissões violentas. Se tivermos respeito pelo processo original de encouraçamento, o corpo mostrará sua própria lógica, a couraça revelará seu sentido.

Auto-regulação do paciente no processo terapêutico

Um princípio importante no tratamento com a Bioenergética Suave é a auto-regulação do paciente, a qual tanto determina o relacionamento com o método quanto o contato terapêutico, e é a finalidade do tratamento. Toda pessoa, originariamente, tem possibilidade de perceber se a carga energética no corpo é suficiente e se está abaixo ou acima desse nível.

Meu método terapêutico resulta da dissolução dos bloqueios das couraças corporais e do retorno do livre fluir da energia vital. As reações à energia fluindo livremente são distintas em cada pessoa. Os sinais corporais geralmente dizem: "Agora, chega". Por isso, no início do tratamento, encorajo todos os pacientes a sentir seus corpos e comunicar quando não querem prosseguir no trabalho. Os limites são colocados pelos próprios pacientes, uma vez que não se sentem mais confortáveis com o tratamento, independentemente do motivo.

O princípio da auto-regulação é também, como já foi visto, objetivo da terapia corporal. Alguns pacientes não vêm à terapia exatamente porque não sentem mais os limites do seu próprio corpo ou não confiam mais nesse sentimento interior. Então, passo a paso, aprendem a reconhecer os sinais do seu corpo e a comunicá-los. Daí a importância de o terapeuta prestar atenção aos sinais corporais dos pacientes. Procuro sempre estar presente quando acontece a primeira "ligação", para que todos – pacientes e terapeuta – aprendam a descobrir quando o carregamento energético é suficiente. A princípio, o tratamento (em grávidas) não ultrapassa meia hora. Aos poucos essa duração é aumentada, visto que primeiro é necessário aprender a suportar a carga energética.

A auto-regulação relaciona-se também com a formulação clara da motivação do paciente para o tratamento. Em viagens, freqüentemente trabalho por um curto período com pacientes que, até então, desconheço. Por isso, proponho uma combinação bem definida: o paciente pode decidir se quer trabalhar comigo e vice-versa. O primeiro encontro deve esclarecer os "comos" e os "porquês". Dessa forma, os pacientes não alimentam grandes expectativas em relação ao tratamento, talvez podendo se decepcionar posteriormente. Depois disso, trabalhamos em conjunto os seus problemas. Com grupos que já conheço, a auto-regulação funciona quando apresento, numa noite (em duas ou três horas) os princípios da Bioenergética Suave. Em seguida, encerro a sessão como de costume, com a massagem para bebês, que os participantes aplicam entre si, conhecendo-a logo na primeira noite e tendo a oportunidade de aprendê-la na prática. É uma boa oportunidade para divulgar minha atuação. Esse início é importante principalmente para pacientes que, quando crianças, não puderam ser eles mesmos.

As estruturas das sessões não são definidas por mim: às vezes, é necessário ter flexibilidade (principalmente de horário). Lembro-me, como exemplo, de uma paciente cujo pai tinha trabalhado no exterior e morrido lá. Ela estava profundamente triste, porque não tinha podido revê-lo antes de sua morte. Num caso como esse, não se deve limitar o tempo do tratamento desnecessariamente, pois é preciso trabalhar com um luto pesado, e todo o restante pode esperar. Dessa forma, a sessão pode prolongar-se talvez por uma hora. Eu apenas intervenho quando descubro que o horário, por motivos inconciliáveis, não pode mais ser prorrogado.

A auto-regulação no psicodrama, por exemplo, em que os papéis são distribuídos entre diversas pessoas. Mas elas não sabem o que aconteceu anteriormente com o paciente, por isso, trazem elementos próprios à dinâmica. Quem porventura tiver passado pelas mesmas situações, conhece muito bem todos os papéis e é especialista nessa situação única. Isso faz com que essa seja a melhor pessoa para mostrar os diversos aspectos envolvidos em cada papel, podendo eventualmente corrigir uma postura corporal, mostrar os movimentos adequados etc.

É muito problemático trabalhar de maneira auto-reguladora com pacientes que apresentam quadros de personalidade *borderline* ou de distúrbios psicóticos. Um *self* ainda não desenvolvido precisa, primeiro, ser construído. Esses distúrbios podem ser mais bem tratados em clínicas, por isso quase não trabalho com eles. Fora isso, deixo para eles a decisão de virem se tratar comigo e continuar o tratamento. Meu trabalho mostrou que todos – com exceção daqueles com distúrbios severos – podem aproveitar-se da liberdade de escolha com relação à terapia.

Um plano de ação claro e estruturado para a regressão e a progressão não é necessário no meu método. Interfiro de maneira reguladora quando alguém está prestes a deixar seu nível de adulto e não está mais apto a se comunicar comigo nesse nível. Antes do tratamento, é possível combinar com o paciente que ele "volte" quando solicitado e que sua consciência não "se ausente". Mantenho um contato constante com a parte adulta do paciente, ou não o trato mais. Casos limites nesse campo são pacientes que, de modo inesperado, regridem muito profundamente. Tive muitos pacientes que eu não conhecia anteriormente e, ao se deitarem, já estavam "longe" (regrediam), antes mesmo de eu conseguir perguntar-lhes o nome. Na maioria das vezes, é possível encerrar a regressão com a mudança do *setting* (sentar, falar, abrir os olhos).

Fé, religiosidade, cura, cura interna

Minhas atividades terapêuticas demonstraram-me que, quando tocamos no nível mais profundo da existência humana, surge a questão da fé e da religiosidade. Embora a fé tenha um caráter não-científico ou acientífico, não tenho dúvidas de que ela representa uma dimensão humana fundamental que pode ter uma função curadora. Comecei a lidar com esse assunto na década de 1960.

De modo simples e objetivo, posso descrever minhas experiências da seguinte maneira: eu, meu ego, meu corpo, minha alma não têm a última palavra nessa Terra! Existe algo, que é maior do que eu! Sentir isso realmente foi minha experiência de conversão – a experiência de uma força em mim e fora de mim, que a tudo toca. Esse saber gera uma ligação, um estar em ligação ou estar em prece num contexto maior. Traz também a certeza de que tudo funciona segundo um princípio superior. Pode-se chamar de "cura" o exercício de uma atividade terapêutica com base nessa experiência.

Desde 1964 trabalho também com cura na terapia. Em traumas cuja lembrança trariam dores quase insuportáveis, essa cura permite viver com o fato sem se desmoronar sob vivências dolorosas ou mesmo morrer. Muitas tentativas de suicídio ou outros tipos de autodestruição têm como pano de fundo o fato de a pessoa não suportar mais o que lhe foi imposto e, por isso, não quer mais viver. (Nesse tema de vida, indico o floral de Bach "Sweet Chestnut".)

Às vezes, não basta o resgate e a terapia do trauma antigo, ameaçador à vida. Precisamos da cura da lembrança. Uma cura que transcenda o entendimento pode ser útil para suportar o que a vida nos reservou. Podemos agüentar a dor, ver claramente os antigos sofrimentos, sem desmoronar. Apenas conhecer algo que está escondido, enterrado, totalmente inconsciente, às vezes não é suficiente para que a pessoa se sinta melhor e "inteira".

Vivenciei pessoalmente o fato de que podemos rezar para a cura, com isso curando a lembrança.[1] Ir além do que o psicoterapeuta ou o médico fazem normalmente pouco a pouco tornou-se uma nova dimensão em meu trabalho. Descrevo da melhor maneira meu trabalho curativo por meio da seguinte imagem: o despertar de lembranças corporais precoces e muito precoces abre uma vala comum que, eventualmente, ainda pode estar cheia de cadáveres. Lembranças que estavam desaparecidas voltam. São as pessoas e as coisas que causaram os traumas e se mantêm vivas no corpo e na alma. Num primeiro momento, ajuda a descobrir, no trabalho terapêutico, quais os cadáveres que ainda estão vivos dentro de nós e ainda influenciam nossa vida atual.

Há uma diferença fundamental entre o conhecimento dos traumas e sua lembrança e a cura pela fé. Agnes Sanford[2] foi uma figura-chave para mim nesse caminho: A "escuridão" da lembrança é iluminada por uma "luz" e as lembranças são curadas. A meu ver, esse processo traz semelhanças com a "consciência do corpo": as dores sofridas diminuem, os traumas são integrados, sua influência não é mais tão intensa. Na cura, trabalho com a noção de que as lembranças serão curadas. A concepção de "luz", a visão da "luz", a experiência da luz são conhecidas por descrições científicas e religiosas das mais diversas.[3] O mesmo acontece com a ligação com o cosmo, com a energia cósmica. Como terapeuta ou curandeira tenho acesso, por meio de sinais corporais, a "preces curativas", a essa experiência de luz ou experiência cósmica.

Precisei de anos para descobrir quais eram meus próprios traumas que, às vezes, me levavam ao limite de minha vontade de viver. Então simplesmente aconteceu: sem terapia, os revivi e também os curei.

Minha conversão aconteceu sem pertencer a nenhuma igreja, sem dogma, sem ter lido a Bíblia: foi durante um curso da School of Pastoral Care com Agnes Sanford. A partir desse momento, pude atuar de maneira curativa. Para mim existe uma "prece curativa", em que "Jesus entra nessa fita de lembrança" e cura a dor. Durante a cura, concentro-me nessa prece. A prece é, para mim, um meio para a cura; agradeço a Jesus a possibilidade de união a Ele. Em seguida, peço o que o paciente precisa para curar suas lembranças, seja lá o que for. Tenho sensações corporais: algo "vibra" na atmosfera, e vibra nas minhas costas; algo como uma "força maior" flui por mim como se eu fosse uma extensão, e me traz alívio.

Muitas vezes, perguntaram-me de onde tiro minha segurança para a cura. Ajo da seguinte maneira: faço uma pequena prece e chamo por Jesus. Não preciso de nenhuma outra ligação. Escolhi Jesus porque Ele está próximo de mim e eu O convidei a viver dentro de mim. Principalmente, porque Ele é o único filósofo entre todos os filósofos e pensadores que conheço que realmente prestou atenção ao que acontece com as crianças, alertando para que as crianças fossem levadas a sério e protegidas. Para mim, a espiritualidade do contato se traduz assim: antes de cada tratamento, dirijo-me a Jesus para que seja possível sentir um bom contato entre mãe e filho. A ligação que acontece por causa disso é o que mais importa na terapia.

Por meio de minha atuação curativa resvalei em diferentes princípios que têm alguma semelhança com minhas experiências.[4] Aprendi, com diversas fontes, a trabalhar de forma curativa. Considero Rudolf Steiner e a antroposofia – apesar dos bons aspectos práticos – muito místicos e distantes da realidade. As formas institucionalizadas da fé me são estranhas (por exemplo, igrejas, inclusive as carismáticas). Há também associações (por exemplo, a Order of St. Luke), que praticam a prece curativa em hospitais. Ouvi falar a respeito e estava disposta a ingressar nela. Porém, observando seu programa, descobri uma frase curiosa, de maneira que tive de escrever uma carta com o seguinte conteúdo: Sinto muito, mas creio que todos somos filhos de Deus. Todo ser humano tem algo de divino dentro de si. Por isso, Jesus não foi o único filho de Deus. Nas crenças institucionalizadas, esbarro sempre num ponto que não posso aceitar. Minha fé é muito pessoal.

Trabalhei de maneira carismática, isolada da igreja e de outras instituições, e não me senti bem; ocorreram coisas inquietantes. Por isso, abandonei esse estilo.

Minha experiência com a cura está relacionada com a meditação e o relaxamento profundo. Num filme de Michel Odent, um recém-nascido nada à superfície da água e irradia essa paz e felicidade – ele está "ligado". O bebê satisfeito, "ligado", se parece com Buda.

O tema da cura toca também outro ponto importante de toda atividade terapêutica e curativa: a questão da influência. Todo contato terapêutico é uma influência, idealmente uma influência amorosa (a terapia, ao contrário, nem poderia funcionar o que, infelizmente, muitas vezes ocorre). O tipo de influência na cura pode ser medido. O dr. Maxwell Cade publicou interessantes pesquisas sobre estados de consciência. Numa delas, registrou (com eletroencefalograma – EEG) as ondas cerebrais de diferentes tipos de terapias. O resultado do EEG mostra a "vitalidade" do cérebro, mas também as funções separadas dos hemisférios direito e esquerdo. Ele estudou, entre outros, o estado hipnótico e as alterações ocorridas no hipnotizador e no hipnotizando e descobriu que, ambos, apresentavam um tipo de onda semelhante durante a hipnose. Desenhou num diagrama as atividades cerebrais nos diferentes estados de consciência (do coma até a concentração meditativa) e as mudanças correspondentes da resistência da pele. Isso mostrou, entre outras coisas, a intensidade dos sentimentos, e a partir daí ele classificou os estados de consciência.

Em 1980, em Genebra, participei de um grupo que usava o método do "mindmirrow"*. Procuravam um voluntário, e eu me candidatei. Colocaram eletrodos na minha cabeça e as mudanças da atividade cerebral foram registradas no EEG. No grupo havia uma mulher com fortes dores no ombro. Essas dores eram originárias de um acidente, fato que ela não tinha conseguido superar. Rezei curativamente, com os olhos fechados, e, nesse momento, surgiram ondas delta no monitor que, por exemplo, aparecem durante o sono profundo. Ondas delta surgiram durante minha prece (concentrada profundamente), bem como na mulher que estava sendo tratada. Considerei isso uma indicação interessante de como a cura pode agir.

---

* Literalmente espelho da mente (ou espelho mental), o processo torna-se evidente nesse parágrafo. A origem do nome evidentemente refere-se ao fato de uma mente ser capaz de "espelhar" a atividade de outra mente. (N. do E.)

5. Meus procedimentos durante o tratamento

Generalidades sobre o transcorrer do tratamento

Como médica, estou acostumada a ficar sozinha com o paciente durante o tratamento. No princípio, mesmo em grupo, trabalho como se estivesse a sós com o paciente. Quando sinto que os integrantes do grupo têm algo importante para dizer a respeito do que está sendo trabalhado, incorporo-os à dinâmica, bem como no final de cada sessão para a integração cognitiva e a harmonização.

Wilhelm Reich não trabalhava com grupos, mas seus alunos podiam, vez ou outra, acompanhar seu trabalho individual e aprender a partir da observação. Reich dava grande valor à limpeza e à higiene. Cada paciente trazia seu próprio lençol e toalha que, envoltos num saco de papel, podiam ser guardados numa prateleira. Prestar atenção à individualidade e à higiene (por exemplo, lavar as mãos) também é de grande importância no meu trabalho.

Geralmente, peço para que o paciente fique deitado – pelo menos no começo do trabalho, mas ele pode mudar de posição, se ficar irado e começar a se debater. O importante é que o paciente não se machuque quando estiver, por exemplo, batendo contra a parede. Por esse motivo, cuido para que a sala esteja sempre "bem revestida", e apóio, por exemplo, um colchão grande contra a parede. Os terapeutas são responsáveis pela integridade física dos pacientes. O que, infelizmente, nem sempre é possível garantir. Já presenciei, durante um trabalho corporal, um paciente quebrar um dente porque o colchonete era muito fino.

Ensinando meu método, descobri que é mais simples mostrar aos terapeutas corporais como trabalhar com os sentimentos que surgem do que mostrar aos psicoterapeutas o que fazer quando um sentimento é expresso corporalmente. O mesmo acontece entre parteiras e psicoterapeutas: acho mais fácil ensinar a terapia do tempo primário a parteiras do que aproximar os psicoterapeutas do processo do nascimento. As parteiras conhecem o choro e o riso dos bebês, vivenciam o fato de que os sentimentos fluem no nascimento.

A estrutura da sessão inicial

A descrição a seguir é esquemática. No dia-a-dia, adapto essa estrutura – temporal e estrutural – à situação de cada paciente: seus temas de vida, seus problemas e o modo como expressam as alterações ocorridas durante a sessão. O gráfico da estrutura básica de uma sessão inicial (ver Fig. 4, p. 48) cristalizou-se durante os dez anos de trabalho em clínica e baseia-se na vegetoterapia de Wilhelm Reich. A Figura 5 (p. 50) representa seu aperfeiçoamento, tanto diagnóstico quanto metódico, que se desenvolveu durante meu trabalho internacional.

Ao meu consultório, no Maine, afluíam pacientes da região com problemas médicos de todo o tipo. Isso trazia dificuldades: eles não podiam escolher livremente entre as terapias e, como médica, não podia indicá-los para nenhum outro lugar ou mesmo não aceitá-los. Idealmente, os pacientes devem procurar o médico de sua escolha, trazendo motivação suficiente para o trabalho conjunto; do mesmo modo, devem ser bem-vindos por quem os irá tratar, a fim de que o tratamento tenha êxito. Exatamente por isso esse trabalho constituía-se num grande desafio e num importante processo de aprendizado para mim. Depois de minuciosos exames clínicos, freqüentemente eu constatava que as doenças eram psicossomáticas. Nesses casos, trabalhava com os pacientes também em vegetoterapia.

A princípio, as sessões eram feitas num sofá, depois no chão (sobre um colchonete grande e macio). Os pacientes permaneciam vestidos, afrouxando a roupa se necessário (em geral, o tempo estava muito frio no Maine para se prescindir dela). Primeiro ouvia seus problemas e os incentivava a expressar seus sentimentos da melhor maneira possível, mordendo uma toalha ou socando objetos em caso de fúria. Era um trabalho corporal voltado para os encouraçamentos. Eu soltava a musculatura do queixo dos pacientes, fazia um diagnóstico dos olhos, mostrava-lhes suas "máscaras" (expressões faciais duras) num espelho, deixava-os observar sua própria respiração etc. Nunca forcei a respiração. No momento em que começassem a respirar profundamente, deitava-os de lado, a fim de liberar sua bacia para que a onda respiratória pudesse passar livremente. Aprendi esse método com grávidas e mulheres que tinham dado à luz.

Bem no início da minha prática terapêutica, usava também outros estímulos, como ainda hoje é parcialmente praticado na vegetoterapia. Mas logo abandonei esse método duro, pois o trabalho com bebês e grávidas ensinou-me que o suave, o não forçado, era também o mais efetivo.

- **Estrutura básica de uma sessão inicial (basicamente vegetoterápica)**

Figura 4

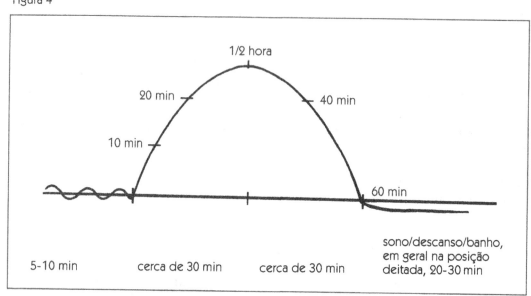

Estrutura básica de uma sessão inicial

Duração da sessão: 1 hora e meia, de preferência.

Na *primeira fase* (cerca de 5-10 minutos de duração), o paciente fica deitado sobre algo macio, bem protegido, para que não possa se machucar caso faça movimentos bruscos e repentinos. Nessa fase, diagnostico o encouraçamento: diagnóstico dos olhos; procuro soltar o queixo suavemente; incentivo o paciente a se concentrar em sua respiração, sem alterá-la ou influenciá-la à força. Dou apoio corporal à respiração, colocando minha mão suavemente sobre o segmento do tórax, e observo até onde vai a onda respiratória. Em seguida, peço para que sinta o limite dessa onda e coloque as próprias mãos sobre a barreira. Procuro descobrir em qual estado energético o paciente se encontra e que tipo de couraça corporal ele apresenta (no sentido de resistência corporal). A intuição – condicionada ao estado energético do terapeuta – tem um enorme papel. A regressão não é objetivo do primeiro encontro, mas às vezes não pode ser evitada e o paciente fecha os olhos, embora eu tivesse solicitado que ele não o fizesse, permanecendo com os olhos abertos e no "aqui e agora".

É extremamente importante prestar atenção ao estado energético do paciente, pois as pessoas podem apresentar excesso ou falta de carga bioenergética. No caso de excesso, o terapeuta precisa fazer com que essa "montanha de sentimentos" seja aplainada. Isso pode acontecer, por exemplo, à medida que os canais de descarga do paciente (olhos, voz, braços, pernas) se abrem. Uma descarga expressiva de sentimentos por sessão é suficiente. Depois disso, os próximos passos são decididos conjuntamente. Alguns pacientes demonstram, durante e depois da fase do diagnóstico, uma imobilidade extrema; tornam-se quietos e imóveis. Outros, sentem uma profunda resistência em relação ao tratamento posterior: "Não quero!". Nesse caso, a resistência precisa ser conversada e aceita, o que em geral leva ao encerramento da sessão. A afirmação "quero continuar", por sua vez, é um convite para mim, e dá início à segunda fase.

A *segunda fase* da sessão dura cerca de meia hora. Nela, os pacientes são encorajados a exteriorizar seus sentimentos, a seguir seus movimentos espontâneos e as reações do corpo. Ocorre um aumento do impulso interno, culminando numa descarga das emoções. Os pacientes apresentam reações vegetativas, mas estão o tempo todo acessíveis e em contato com o terapeuta. O terapeuta acompanha esse processo e assegura a integridade física do paciente.

Segue-se *terceira fase* (meia hora), que chamo de fase de relaxamento. Aqui o que foi vivenciado é integrado (entendido, conversado). São realizadas também associações livres com os acontecimentos corpóreo-emocionais da fase anterior. Possíveis questões: o que você vivenciou? Como você se sente? O que essa vivência o faz lembrar? Por quê? O que isso significa para você?

Na *quarta fase* (20-30 minutos), acontece a harmonização do vivenciado: dormir, descansar, tomar um banho. ("Harmonização" é um conceito importante, introduzido por Gerda Boyesen e que falta na "orgonomia" reichiana; todos os sintomas fisiológicos da excitação bioenergética voltam ao estado normal.) O sono pode, inclusive, durar várias horas. Por isso é preciso dispor de um segundo ambiente tranqüilo. Este é um aspecto curativo do tratamento, pois permite uma incorporação clara da "função real" na realidade. O terapeuta deve – se necessário, com a ajuda de outros integrantes do grupo ou de familiares – acompanhar essa fase.

• Estrutura básica de uma sessão com pessoas fortemente imóveis

Tratei de muitos pacientes imóveis (muito retraídos em si). A imobilidade surge por meio de estados inconscientes, anestesias, operações, choques anafiláticos, doenças prolongadas que exigem repouso. A vida sempre apresentava um motivo "real" à imobilidade do corpo.

Figura 5

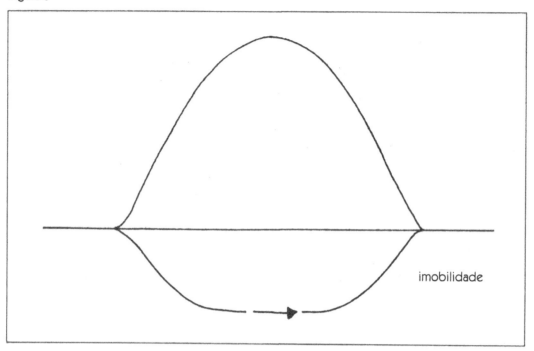

Imobilidade

Já durante o diagnóstico ou, depois dele, alguns pacientes imóveis, com baixa carga energética, ficam muito quietos e sem ação – retraem-se e dão a impressão de estarem inconscientes: (Não estão!) A estrutura da sessão é essencialmente a mesma do tratamento vegetoterápico. Na maioria das vezes, a sessão transcorre totalmente silenciosa (não-verbal). Também aqui encorajo o paciente a exteriorizar todas as emoções e os movimentos que surgirem. Em conseqüência, as manifestações verbais traduzem o estado corporal e emocional durante o tratamento. Depois da sessão, geralmente instala-se uma sensação de bem-estar, o que indica que o paciente apresenta um distúrbio ocorrido precocemente ou um trauma posterior. Nesses casos, utilizo métodos que carreguem e equilibrem energeticamente os pacientes: em primeiro lugar, a massagem da borboleta (para bebês) depois o balanço energético (polaridade passiva) e a massagem metamorfose.

O diagnóstico

O meio para diagnóstico que descrevo aqui é a linha da vida do trauma. Durante meus trabalhos tardios, constantemente verificava o quão eficaz é o uso da linha da vida do trauma no consultório. Com sua aplicação, deve-se notar que a massagem da borboleta para bebês serve para todas as fases da vida. A ordenação aqui sugerida não deve ser seguida rigidamente, mas de maneira flexível, de acordo com os sinais vindos do paciente.

A linha de vida do trauma e as ferramentas da Bioenergética Suave

Métodos de tratamento (uso de acordo com a ênfase)	Idade
mecanismos de defesa: terapias verbais	presente (aqui e agora)
traumas e encouraçamento, estados inconscientes e de transe: balanço energético (polaridade passiva) recompõe o fluxo energético, aumenta a consciência corporal e ajuda a dissolver as couraças e religar os segmentos; pode disparar lembranças de traumas pré-verbais	
A dissolução por segmentos das couraças corporais é utilizável em todos os traumas. Constitui-se na base da Bioenergética Suave	
	2º ano de vida (início da fala)
Massagem da borboleta/para bebês é utilizável em todos os traumas.	
Psicodrama do nascimento para problemas durante o processo de parto	Parto
Massagem da metamorfose (massagem da zona de reflexos do pé) usada em traumas durante a gravidez e a concepção (com os olhos fechados, em silêncio)	Concepção

No diagnóstico, procuro as características individuais do paciente, que também chamo de mecanismos (o específico do encouraçamento ou do modelo de reação). Assim, por exemplo, sempre realizo o diagnóstico dos olhos, pois eles são "a janela da alma". Eles não são apenas o receptáculo da luz, mas também os "holofotes", um raio luminoso em direção ao exterior, um campo de luz.

O dr. Charles Kelly é neoreichiano. Aprendi com ele um exercício que gosto muito. Há dois tipos de visão: um, no qual recebemos o olhar; o outro, no qual enviamos o olhar. Às vezes, é importante saber se alguém é capaz das duas coisas ou se uma dessas funções está com problemas. Daí olhamos de dois a três minutos nos olhos do paciente, não mais, não muito perto, de preferência sem óculos, primeiro num dos olhos, depois no outro. No nível corporal, esse exercício significa: emitir–receber, ativo–passivo.

Posteriormente, verifico no diagnóstico como está a musculatura dos olhos. Se os seis músculos voluntários externos dos olhos se contraem, então a mobilidade do globo ocular está reduzida. Além disso, verifico a miopia ou a hipermetropia. Sempre inicio com a pergunta: "Você é míope?" ou "Como estão seus olhos?".

Em seguida, sinto onde os músculos do corpo estão retraídos. Comparo o campo energético e a temperatura da pele, da cabeça aos pés. Daí, solto cuidadosamente as contrações (trabalho os locais que estão contraídos), até que surjam emoções. Essas emoções exteriorizam-se em "ondas". Observo se essas ondas passam com o choro, o riso etc. ou se elas se repetem continuamente. É possível comparar uma repetição contínua das ondas com um disco quebrado.

Abrindo um parêntese, seria muito interessante usar recursos eletrônicos para visualizar esses modelos e analisá-los a partir daí, pois eles dizem muita coisa sobre a história de vida de uma pessoa e seus tipos de reação (couraças). Por exemplo, cheguei à conclusão de que o choro que sempre se repete e não pára surgiu muito precocemente na história de vida, ou seja, do princípio de deixar os bebês chorarem, às vezes durante horas, para não "acostumá-los" mal. Esse modelo ressurge na terapia. Fiz a ligação de que esse choro contínuo, que não quer parar, seria de um bebê, pois um adulto "seca o choro" de uma dor do aqui e agora (exceto o luto) depois de 10 a 15 minutos, ou o transforma numa outra emoção, como a raiva.

Figura 6

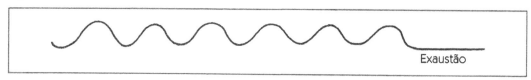

Choro de um bebê deixado sozinho

O choro não termina, mas transcorre como uma onda até a exaustão total; ou seja, o paciente não sabe por que está chorando. A emoção é anterior à fala ou pré-verbal.

Figura 7

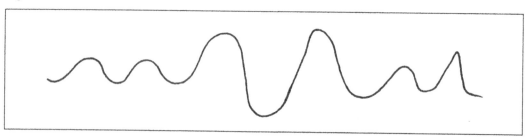

Choro de um adulto

O choro cessa depois de algum tempo ou transforma-se numa outra emoção, por exemplo, raiva, riso. O paciente sabe dizer o motivo da emoção, de sua história de vida (nas diversas fases de sua vida) está ligado a ela. Quando o paciente não sabe o motivo, pode tratar-se de uma anestesia, de um estado inconsciente ou de uma dor primária.

A descrição do método

A descrição do método apresenta um esquema flexível. Sua aplicação nas situações concretas de terapia acontecem sempre de maneiras diferentes, pois é muito importante atentar para os sinais verbais e corporais de cada paciente, bem como às próprias reações a respeito desses sinais. Isso requer uma sensibilidade energética e nenhuma imitação mecânica. Utilizo minhas "ferramentas" livremente, e de maneira intuitiva. Por isso é possível haver diversas "variações sobre cada tema".

A massagem da borboleta/massagem para bebês

• Generalidades sobre o método

Essa massagem, desenvolvida por mim, é uma forma específica da vegetoterapia. O nome refere-se à qualidade do toque utilizado (suave como o de uma borboleta) e à sua origem (desenvolvido em bebês recém-nascidos e prematuros). A massagem trabalha nos encouraçamentos segmentais, sempre de cima para baixo (da cabeça para os pés). Ela é suave e age tanto na superfície da pele quanto nas camadas mais profundas do tecido muscular. Começo sempre com o toque na pele (em certos casos, apenas com o contato com o campo energético, a aura), passando depois para a massagem muscular suave.

A massagem pode ser usada
  a) em bebês;
  b) como integradora de famílias (adultos e cônjuges, pais e filhos etc.);
  c) na terapia;
  d) em grávidas;
  e) em situações de estresse e de choque em geral.

Para bebês

A massagem é indicada para recém-nascidos e para bebês de até três meses. O quarto deve estar muito quente, as mãos, limpas, as unhas, aparadas. Massagear apenas uma vez ao dia. Se o bebê ficar inquieto, deve-se parar ou abreviar a massagem. O importante é sempre estar atento aos sinais do bebê.

A melhor hora para massagear o bebê é depois do banho. Ele deve estar sem fome e nu (com as fraldas abertas). Se começar a chorar, deve-se interromper imediatamente a massagem. Esta é relativamente curta em recém-nascidos, com cerca de 5 minutos. Se o bebê estiver se sentindo bem, a massagem pode prolongar-se gradualmente até, no máximo, 20 a 30 minutos.

Como integradora de famílias

A massagem é indicada também para toda a família, visando à integração familiar e à dissolução de contrações corporais em geral. O adulto deve vestir roupas confortáveis para poder respirar profundamente (por exemplo, não usar sutiãs muito apertados), o ambiente deve estar aquecido. Ao contrário dos bebês, a massagem em adultos deve ser aplicada, em todos os casos, de acordo com a seqüência indicada e não ser interrompida antes do final. Se alguns passos são deixados de lado, de propósito, ou por falta de tempo, pelo menos a ligação menor e a última ligação maior devem ser realizadas.

Na terapia

Na terapia, a massagem é usada em pessoas muito retraídas, pois atua "soltando", de modo que, depois da massagem, o paciente possa ser mais bem alcançado. O paciente deve ser encorajado a expressar todos os sentimentos e os movimentos corporais que surgem espontaneamente durante a massagem.

• Movimentos

Todos os movimentos vão de cima para baixo ou, no caso, do meio para o lado e são aplicados preferencialmente de maneira simétrica (à direita e à esquerda), duas ou três vezes seguidas. Na massagem da borboleta/para bebês existem fundamentalmente três tipos de movimentos, que também podem ser combinados.

Deslizar: esse movimento é um deslizamento de união, suave, muito rápido. Os dedos ficam levemente esticados para que toda a superfície da pele possa ser tocada.

Sacudir: sacudimos os músculos com a mão inteira, de cima para baixo, especialmente nas extremidades. Esse movimento é bastante rápido e muito suave. Podemos comparar com mexer numa gelatina, sem quebrá-la.

Circular: devemos experimentar esse movimento, de preferência, em nossos próprios olhos fechados (nunca massageie os olhos de outras pessoas!), para sentir o quão suave deve ser. Fazemos um ínfimo "0" com um dedo sobre as pálpebras fechadas. A pressão deve ser confortável para os olhos.

Sacudir e circular: são movimentos combinados, e devem ser executados ao mesmo tempo.

Figura 8

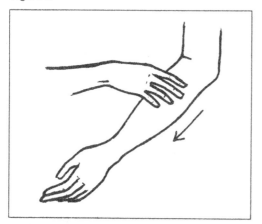

Deslizar (na pele)

Figura 9

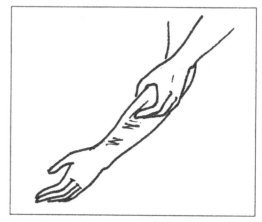

Sacudir (o músculo)

Figura 10

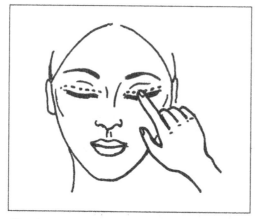

Circular

Figura 11

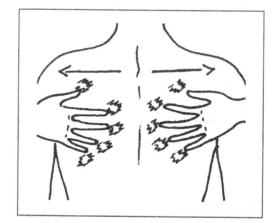

Sacudir e circular (movimento combinado)

• Descrição das etapas da massagem

Primeiro, é sempre executado um movimento deslizante e, em seguida, o combinado (que pode ser sacudir ou circular) na mesma seqüência. Depois de algumas seqüências, segue-se uma ligação (curta ou longa), que é executada com o toque deslizante. (Lembrete: os passos da massagem descritos aqui não devem ser rigorosamente seguidos; são apenas uma referência, que pode ser alterada em virtude dos sinais do massageado – no diálogo energético com o paciente. Trabalhamos sempre de modo flexível.)

A. Parte anterior do corpo

I. Cabeça, pescoço

O paciente está deitado confortavelmente de costas.

Figura 12

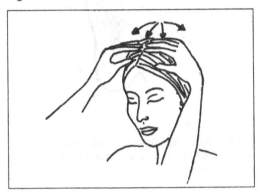

Deslizamos as mãos sobre a cabeça, de cima para baixo, como se estivéssemos fazendo uma touca.

Figura 13

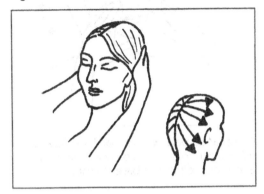

Em seguida, "entramos" debaixo da cabeça, sem levantá-la, e deslizamos as mãos lateralmente até as têmporas.

Figura 14

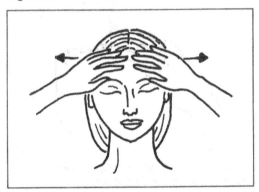

Agora vamos da frente para o meio e deslizamos as mãos lateralmente até as têmporas.

Figura 15

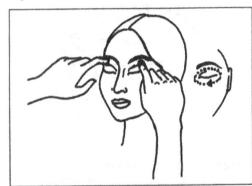

Fazemos grandes círculos em volta dos olhos, começando do meio para cima e para o lado.

Figura 16

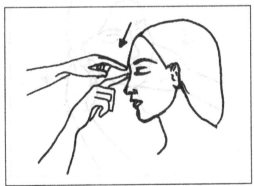

Deslizamos os dois indicadores na extensão do nariz, da base até a ponta.

Figura 17

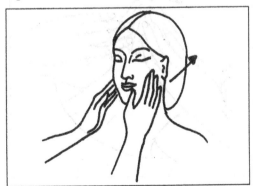

Em seguida, o movimento de deslizar começa do nariz, passa sobre as maçãs do rosto, e vai até as orelhas.

Figura 18

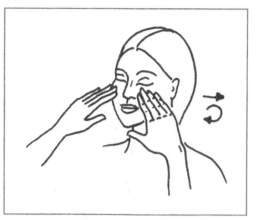

Começando pela base do nariz, deslizamos as mãos fazendo um círculo até as mandíbulas e, depois, voltamos à base do nariz.

Figura 19

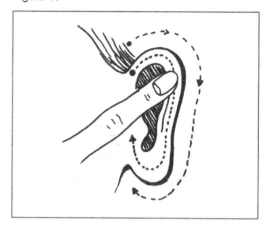

Com o dedo indicador fazemos um movimento deslizante sobre a orelha e ao seu redor.

Figura 20

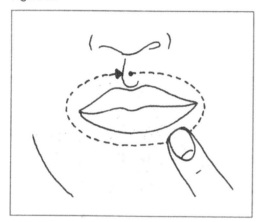

Em seguida, fazemos grandes círculos em volta da boca, partindo do centro, do centro do lábio, em sentido anti-horário.

Figura 21

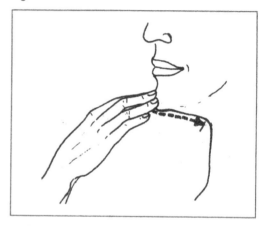

Partindo da boca, deslizamos as mãos desde o queixo até o pescoço.

Figura 22

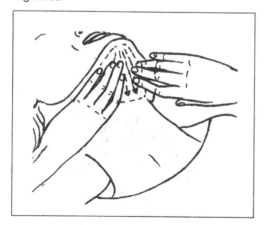

Deslizamos as mãos embaixo do queixo.

Figura 23

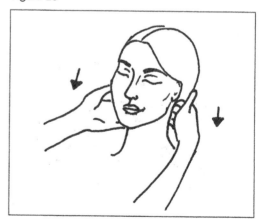

Em seguida, na parte posterior da cabeça, deslizamos as mãos sobre toda a extensão dos músculos do pescoço de cima para baixo (músculos que sustentam a cabeça).

Figura 24

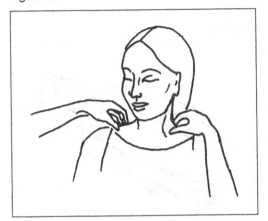

O movimento de deslizar vai do pescoço em direção aos ombros.

Figura 25

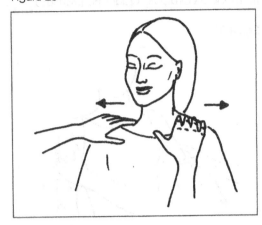

Agora, deslizamos as mãos lateralmente, do pescoço até os ombros.

Em seguida, na mesma seqüência, vêm os movimentos de sacudir, de circundar ou os combinados. Sacudimos com movimentos suaves os músculos sob os cabelos, depois "entramos" novamente embaixo da cabeça, sem levantá-la, e fazemos pequenos círculos na parte posterior da cabeça. Depois disso, vamos para a frente e sacudimos os músculos da mastigação, desde as mandíbulas até o queixo, sacudindo sobre o queixo, embaixo dele e ele próprio. Ao redor da boca e dos olhos usamos os movimentos circulares. Esses movimentos circulares podem ser um pouco mais vigorosos na boca do que nos olhos, mas, de modo algum, podem provocar dor. Em seguida, sacudimos os músculos do pescoço, de baixo para cima; do pescoço até os lados, e sacudimos levemente até os ombros. Finalmente, fazemos a primeira união curta:

Figura 26

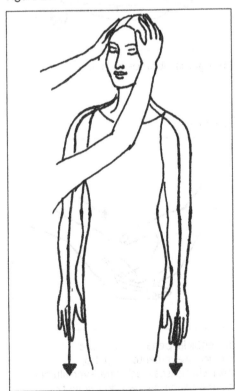

Com um movimento único, deslizamos as mãos do alto da cabeça, passando ao redor do rosto, sobre os músculos do pescoço, os ombros e os braços, chegando às pontas dos dedos das mãos.

II. Tronco (braços, quadris, pernas)

Figura 27

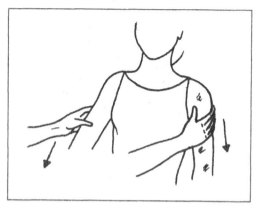

Deslizamos as mãos ao longo dos braços; em seguida, sacudimos os músculos dos braços desde os ombros até as mãos.

Figura 27a

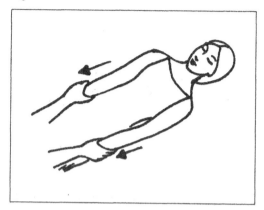

Os três passos seguintes (Figs. 27a, b e c) são especialmente importantes para os bebês: com as duas mãos ao mesmo tempo, puxamos os braços suavemente para baixo, a fim de relaxar os ombros.

Figura 27b

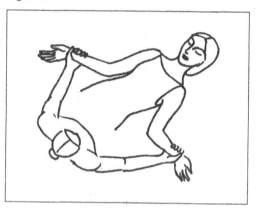

Em seguida, abrimos os braços...

Figura 27c

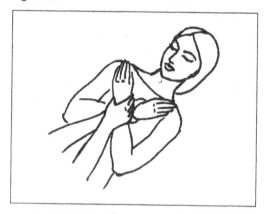

...e os cruzamos sobre o peito. Esse movimento, chamado "abraço", reanima a respiração.

Figura 28

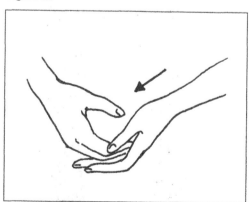

Em seguida, pegamos a mão e abrimos suavemente o punho, puxando nossos dedos transversalmente sobre a palma da mão do paciente.

Figura 28a

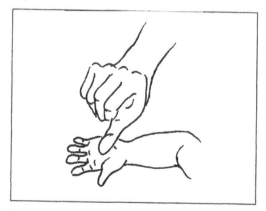

No bebê, puxamos o polegar transversalmente sobre a palma de sua mão.

Figura 28b

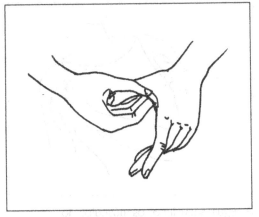

Damos algumas "batidinhas" nos músculos da palma da mão e entre os dedos até o dedo mínimo.

Figura 28c

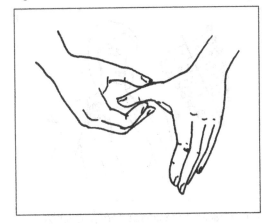

E "ensacamos" cada dedo.

Figura 29

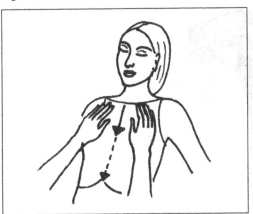

Agora, com as mãos sobre o tórax deslizamos as mãos para baixo, sobre o tórax, do meio para a lateral e, em seguida, o sacudimos nessa direção.

Figura 30

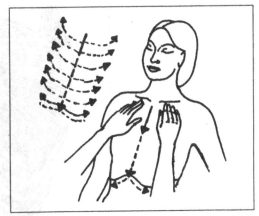

Finalmente, voltamos para o esterno e "desenhamos" um arco – com a suavidade de uma pena – nas costelas, da clavícula até o final das costelas (ver Fig. 31).

Figura 31

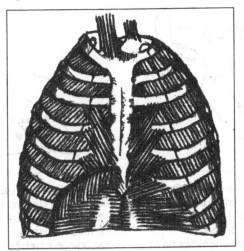

Costelas e músculos

Figura 32

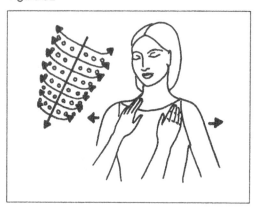

A respiração é reanimada com pequenos círculos entre as costelas, o que pode ser de grande valia para problemas respiratórios.

Figura 33

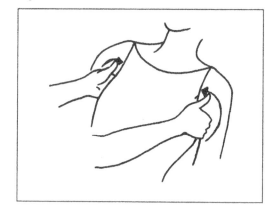

A seguir, sacudimos os músculos do tórax, partindo do peito até as axilas (*Pectoralis major*, ver Fig. 34).

Figura 34

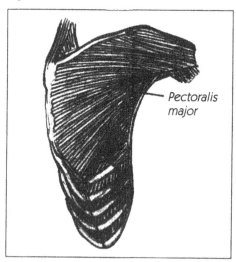

Pectoralis major

Figura 35

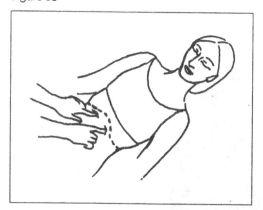

Agora alcançamos o final das costelas (região do diafragma) e fazemos movimentos circulares do centro para os lados. O toque é ligeiramente mais profundo do que os anteriores e pode provocar tensões na região do diafragma.

Figura 36

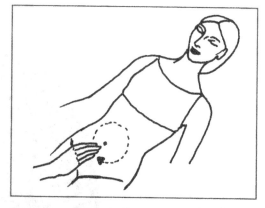

Fazemos grandes deslizamentos na barriga, seguindo a direção do intestino, isto é, em sentido horário. Em seguida, são aplicados, na mesma direção, os movimentos de sacudir (em bebês, não tocar o umbigo não cicatrizado).

Figura 37

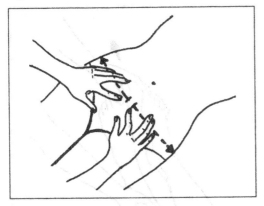

Na região do biquíni (a linha entre o segmento da barriga e do quadril), deslizamos as mãos e fazemos movimentos circulares do centro para as laterais.

Figura 38

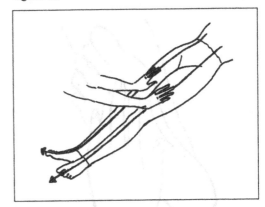

A segunda união curta: partindo da barriga, deslizamos as mãos sobre os genitais, os quadris, as coxas e as pernas, até chegar aos dedos do pé.

III. Pernas e pés

Figura 39

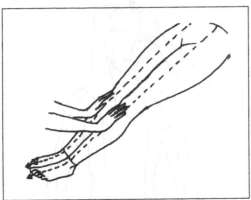

Deslizar as mãos sobre a parte anterior das pernas, de cima para baixo, até os dedos dos pés.

Figura 40

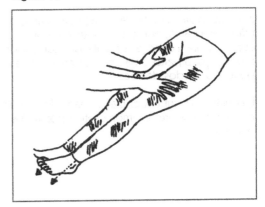

Sacudir os músculos da perna.

Figura 41

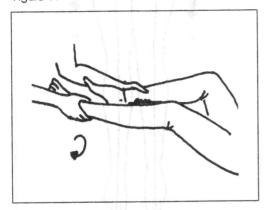

Levantar as pernas e pressioná-las ludicamente até a barriga e movimentá-las fazendo movimentos de bicicleta.

Figura 41a

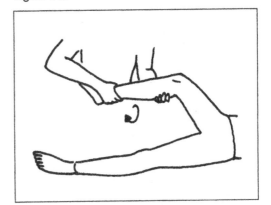

Segurar o tornozelo com uma das mãos e, com a outra, apoiar o joelho por baixo. Fazer movimento circular com a perna.

Figura 42

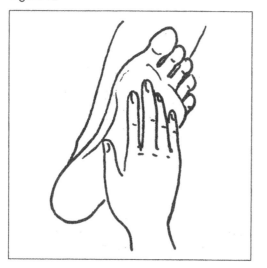

Massagear os músculos da sola dos pés com pequenos movimentos circulares.

Figura 42a

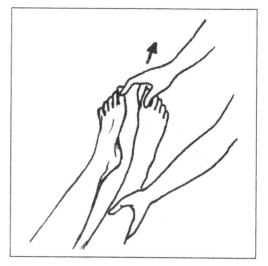

"Ensacar" cada dedo dos pés, como nos dedos das mãos.

Figura 43

a) União longa: a partir da cabeça deslizar as mãos para baixo, por toda a parte anterior do corpo: sobre a cabeça, em volta do rosto, sobre o pescoço, o peito, a barriga, as pernas, até a ponta dos dedos dos pés.

b) União mais curta: deslizar as mãos do alto da cabeça, por sobre os ombros, até a ponta dos dedos da mão.

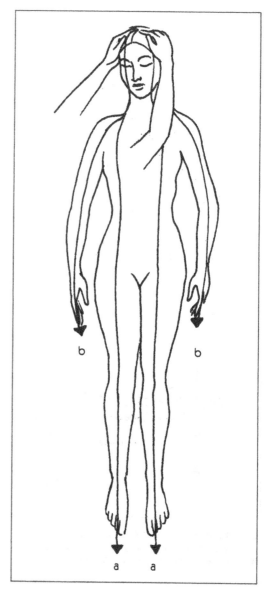

B. Parte posterior do corpo

O paciente está deitado de barriga para baixo. É necessário atentar para que a cabeça esteja relaxada e confortável e que a respiração não esteja prejudicada.

Figura 44

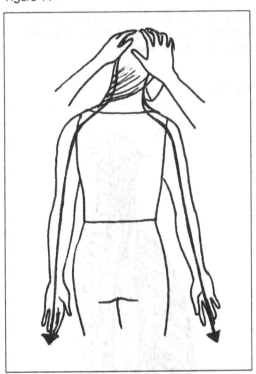

Deslizar as mãos a partir do alto da cabeça por sobre a nuca, os ombros, descendo pelos braços até a ponta dos dedos das mãos.

Figura 45

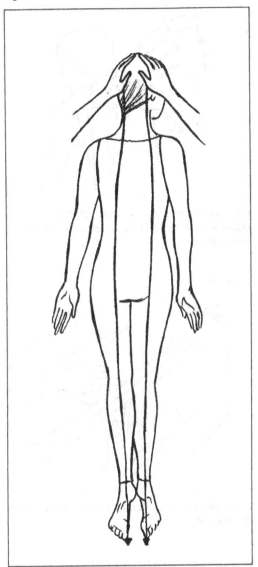

Deslizar as mãos do alto da cabeça sobre o pescoço, as costas, os quadris, as pernas, até a ponta dos dedos dos pés.

Figura 46

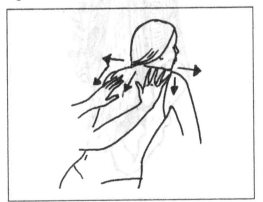

Deslizar as mãos sobre as omoplatas, de cima para baixo e para os lados.

Figura 46a

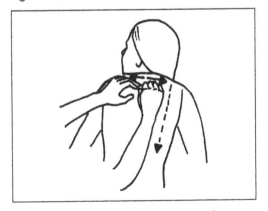

Sacudir e circular a musculatura ao redor das omoplatas (movimento combinado).

Figura 47

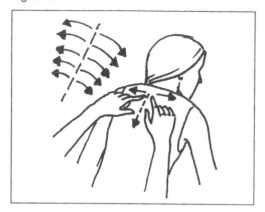

Em seguida, deslizar as mãos sobre as costelas ("desenhá-las"), vértebra por vértebra, até a última.

Figura 48

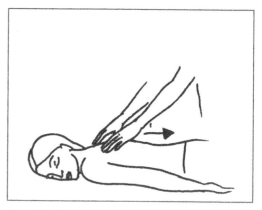

Sacudir o feixe de músculos à direita e à esquerda da coluna (ver Fig. 50) e de cima para baixo até os quadris.

Figura 49

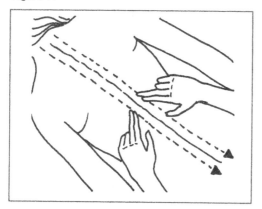

Fazer movimentos circulares ao longo do feixe de músculos.

Figura 50

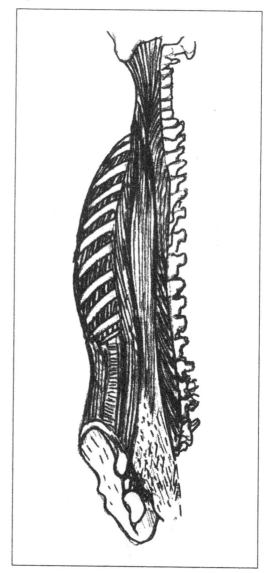

Feixe de músculos ao longo da coluna (músculos paravertebrais).

Figura 51

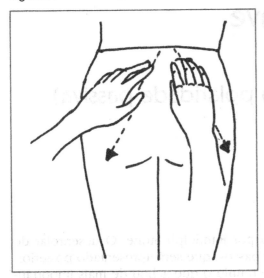

Com os dedos ligeiramente esticados, deslizar as mãos lateralmente, para baixo, sobre os quadris.

Figura 52

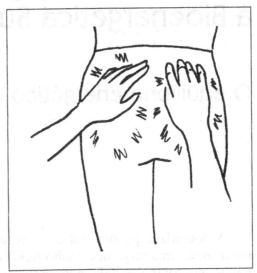

Usando todos os dedos, sacudir levemente e circular os músculos do quadril lateralmente, para baixo.

Figura 53

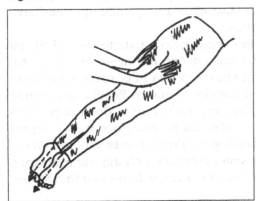

Deslizar as mãos sobre as pernas, desde o quadril até os dedos dos pés, e depois sacudi-las.

Figura 54

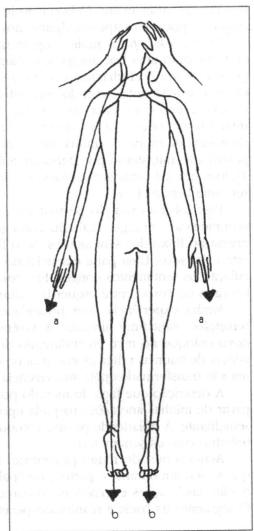

A última união longa:
a) partindo do alto da cabeça, deslizar as mãos sobre os ombros, sobre os braços até as pontas dos dedos das mãos;
b) partindo do alto da cabeça, deslizar as mãos sobre o pescoço, as costas, o quadril, as pernas até a ponta dos dedos dos pés.

6. Métodos terapêuticos integrados à Bioenergética Suave

O equilíbrio energético (a polaridade passiva)

A polaridade passiva[1] foi desenvolvida por Randolph Stone. O desenrolar do tratamento, uma seqüência muito rígida de passos, que será apresentado posteriormente, me foi transmitida oralmente. Stone reuniu o que achou de mais importante nos diferentes métodos *hands-on* ("toques manuais") orientais e ensinou isso a Paco Irvine, na Venezuela, que, por sua vez, transmitiu a sua mulher, Deborah Knight. Eu conhecia Deborah desde a década de 1970; eu morava no Maine, a mesma cidade de seu pai. Em 1979, participei de um *workshop* dela em Perth (Austrália), em que aprendi a polaridade passiva e coloquei no papel a seqüência dos passos. Atualmente, Deborah Knight não usa mais a seqüência que ensinava naquela época, mas apenas alguns movimentos.

Esse *workshop* foi muito importante para mim, pelo seguinte: em 1979, eu tinha perdido uma boa amiga. Queríamos ter-nos encontrado nesse ano no aeroporto na Nova Zelândia, mas ela não veio. Em vez disso, sua filha apareceu e disse-me que a mãe tinha morrido. Ela sofrera um acidente aéreo. Recebi um grande choque e não conseguia nem chorar. Eu tinha segurado minha dor porque não queria fazer com que a dor da jovem voltasse. Mais ou menos cinco meses depois da notícia da morte de minha amiga, no *workshop* de Perth, recebi um tratamento polaridade, ministrado por Deborah. Subitamente, comecei a chorar intensamente. Tudo o que eu havia armazenado de dor de luto saíra naquele momento. Depois, senti-me bem melhor.

Esse foi um exemplo pessoal para um princípio básico importante: ao abafar sentimentos, a energia vital não consegue fluir e vice-versa; a energia vital se expressa no fluxo dos sentimentos. Se o fluxo dos sentimentos pára, os sentimentos estão abafados. Uma parte essencial do meu trabalho é colocar novamente em circulação os sentimentos congelados, para conseguir o equilíbrio – um balanço das energias no corpo entre esquerda e direita, e entre em cima e embaixo.

Minha experiência com polaridade foi muito dramática, mas depois dessa "erupção", sentia-me aliviada. A vivência, além de importante, representou um novo enfoque no meu entendimento dos traumas. Percebi claramente que a revivência de traumas religa as energias no corpo. Os sentimentos liberados pelo trauma são transformados pela sua vivência durante o tratamento polaridade.

A descrição que faço do método polaridade – passo a passo – foi construída a partir de minhas anotações naquela época e, até hoje, não conheço outro registro semelhante. A polaridade passiva tornou-se uma das minhas "ferramentas" no meu trabalho com os sentimentos.

Achei o método muito proveitoso. É muito útil, por exemplo, para mulheres que se feriram durante o parto, principalmente as que fizeram cesariana. A reconstrução das ligações energéticas no corpo ajuda as mães a dissolver esses traumas. O segmento da bacia é reanimado pelas sensações e as mulheres voltam a ser capazes de ter orgasmos. (Embora nem todas as mulheres percam a capacidade de sentir orgasmo depois da cesariana, muitas delas sofrem com isso – eis um estudo digno de ser levado a cabo. Nos EUA, quase 25% dos partos são cesarianas.

• Generalidades do método

Quase sempre, a polaridade é aplicada em silêncio. Por essa razão, desenvolvo o trabalho terapêutico verbal sempre depois e nunca durante o tratamento. É muito importante não interromper a seqüência, mas concluí-la sob qualquer circunstância. Portanto, deve haver uma combinação prévia com o paciente, para que ele esteja de acordo com a continuidade da seqüência.

Em algumas formas de terapia, o trabalho pode estender-se por longos períodos, sem que, por exemplo, a conseqüência de anestesias em cirurgias chegue à superfície. Com a polaridade, ao contrário, pode ocorrer uma revivência como essa logo no início do tratamento.

Os pacientes devem ser encorajados a perceber seus sentimentos e expressá-los. O ponto crucial, para todos nós, é reconhecer: "Onde estou no mundo?". Por um lado, a educação infantil, na nossa cultura, ainda é muito repressora. São suas as ordens: "Fique quieto!". Por outro, existem pessoas que, na infância, tiveram de presenciar erupções avassaladoras de sentimentos, como nas famílias de pais alcoolistas que gritavam, ou de mães com variações de humor maníaco-depressivas. Se na terapia essas pessoas são estimuladas a ouvir seu interior, pode acontecer de elas subitamente se enfurecerem, ficarem histéricas, antes ainda de haver um contato visual com o auxiliador.

O principal, no primeiro contato (diagnóstico), é reconhecer o que é específico na problemática dessa pessoa, isto é, o que foi traumático e problemático em sua vida, quais são seus traumas não-resolvidos. Esses traumas deixam marcas, e estas contêm o que há de único nessa pessoa – carregado de energia vital enrijecida, congelada. Quando utilizo a polaridade passiva, com freqüência reconheço muito rapidamente essas marcas. Uma cura ocorre quando a energia vital represada, que durante anos foi necessária para manter o encouraçamento, começa a fluir. A partir daí a pessoa se sente livre, aliviada, como nova.

Com a aplicação do equilíbrio energético, reanimamos a energia vital ao servir de "extensão": deixamos a energia do paciente fluir por nosso próprio corpo. Isso cria um círculo energético entre o auxiliar[2] e o paciente. A polaridade também "chama" os sentimentos de pessoas muito encouraçadas. Quando a aplicamos, trabalhamos diretamente com a corrente de sentimentos, nós a deixamos circular no nosso corpo, e participamos com eles.

No final do tratamento, às vezes acontece de um paciente ainda estar imóvel (muito quieto); ele ainda não está totalmente consciente. Nesse caso, é muito importante fazer um balanço dos chacras (a terceira seqüência da polaridade), o que, na realidade, sempre faço quando há tempo suficiente. Com a polaridade, anestesias recebidas no passado freqüentemente são revividas com a perda da consciência. No final da sessão, em geral, o paciente está de posse de toda a sua consciência, o mais tardar após o processo de equilíbrio dos chacras. Depois da anestesia não há qualquer recordação relativa aos sentimentos ou ao corpo no estado anestesiado, mas durante a polaridade descobre-se que tudo o que aconteceu sob a anestesia foi arquivado no corpo. A energia corporal represada naquele momento volta a fluir durante o tratamento polaridade, isto é, o ocorrido sob a anestesia é revivido agora de modo consciente. É preocupante o fato de a consciência não voltar totalmente, mesmo depois do balanço do chacra: isso provavelmente é um sinal de tendências psicóticas na personalidade (estilhaçamento); a fase de recomposição pode, nesses casos, durar horas. Nesses casos, incluo a utilização de florais de Bach (principalmente "Rescue" ou "Clematis").

Comparo o trabalho com o método polaridade com uma antiga história da Holanda: um garoto tampava com seu dedo um buraco no dique, impedindo uma enchente. Na polaridade, entretanto, ocorre o contrário: uma pequena abertura na dinâmica energética do corpo modifica a dinâmica do encouraçamento e, como conseqüência, é possível notar modificações em todo o caráter, que podem aparecer espontaneamente depois de algum tempo.

Gravidez: aqui junta-se à energia da mãe a energia do bebê. O encouraçamento energético não é mais suficiente para bloquear os sentimentos. Realmente, as grávidas parecem ser muito frágeis, choram com facilidade e são muito sensíveis.

Ao lado da polaridade, outros métodos são aproriados para incitar pessoas muito imóveis energeticamente a expressar seus sentimentos, na medida em que influenciam o balanço da energia corporal. Um exemplo é o carregamento do corpo com o cobertor orgone (até a luminação; no máximo, meia hora por dia).

• Descrição do equilíbrio energético

Essa técnica de auto-ajuda pode ser aplicada depois de acidentes, ferimentos, operações, partos difíceis, anestesia, choque, inconsciência, coma, assimetria corporal e distúrbios de consciência. Ela deveria, de preferência, ser aplicada prontamente, como uma espécie de primeiros socorros. Mas é eficaz mesmo se usada anos mais tarde.

O objetivo do método é reconstituir o fluxo de energia vital no corpo, da cabeça aos pés. O corpo dos auxiliares funciona como uma "extensão". O auxiliar deve estar em equilíbrio, não exausto ou fisicamente doente. Grávidas não devem dar balanço energético.

Em geral, o tratamento dura de uma a uma hora e meia. É importante que o paciente repouse depois do tratamento, durma ou relaxe, até estar apto a "voltar ao mundo". Depois que a corrente energética tiver se normalizado, uma repetição dos procedimentos dura apenas cerca de meia hora. A luminação volta quase instantaneamente. O intervalo entre os tratamentos deve ser de uma semana. Em geral, duas sessões são suficientes. A polaridade passiva também é válida no início de um tratamento bioenergético. O fluxo energético é conduzido por uma série de contatos entre os ossos (o contato deve ser firme, mas não machucar). Isso faz surgir uma ligação energética, como se um fio fosse posto na tomada.

É mais eficaz fazer o tratamento a dois, embora não indispensável. Na situação ideal, os dois auxiliares devem estar em equilíbrio, saudáveis, descansados e devem ter igual força bioenergética. Os auxiliares devem sentar-se e sua postura corporal pode ser alterada, para alcançar os respectivos pontos de contato. O paciente deve deitar-se num colchão suficientemente grosso, para não se machucar caso ocorram movimentos bruscos durante a religação do fluxo energético bloqueado. É fundamental não interromper a parte já iniciada do tratamento, não importando as reações do paciente a ela. Prefiro um colchão grande, largo e grosso a uma mesa de massagem.

Na seqüência contínua da série de contatos osso a osso, os auxiliares passam para o próximo passo apenas quando tiverem percebido uma luminação ("acendimentos" do campo energético, que podem ser notados pelo calor) em ambas as mãos ou uma pulsação nos pontos de contato.

Depois da polaridade, o paciente pode vir a precisar de apoio psicológico (por exemplo, por meio de telefonemas diários dos integrantes do grupo – no caso de o tratamento ter ocorrido num grupo – ou de amigos), visto que o processo de mudança do fluxo bioenergético pode durar alguns dias.

A aplicação de polaridade pode ser muito cansativa para os auxiliares. Se isso acontecer, tomar uma ducha demorada, deitar-se na banheira ou nadar podem ajudar. Uma massagem da aura também auxilia rapidamente. Nesse caso, algumas pessoas se colocam ao redor do auxiliar, que está em pé e, com suas mãos, formam um círculo, à distância de 30 cm, ao redor do corpo do auxiliar. A palma das mãos está voltada para o auxiliar. O círculo vai se abaixando lentamente da cabeça aos pés, até que se toque o chão. Pode-se repetir até três vezes.

Outros pontos que devem ser observados: auxiliar e paciente não devem ser tocados por nenhuma outra pessoa durante a sessão. Bebês podem ficar deitados no colo ou sobre a barriga da mãe. Ninguém deve portar objetos de metal. O paciente não deve cruzar as pernas ou os braços. São necessárias roupas leves e confortáveis (não usar malhas pesadas). Vários cobertores devem estar à disposição no caso de o paciente sentir frio. Se um homem e uma mulher, como auxiliares, aplicam polaridade ao mesmo tempo, o homem deve ficar à direita do paciente.

• Descrição do transcorrer da seqüência

A polaridade é composta por 3 seqüências (para substituições, ver p. 89):

1ª parte: Equilíbrio da cabeça – em seguida, pode-se fazer a substituição.
2ª parte: Equilíbrio do corpo – em seguida, pode-se fazer a substituição.
3ª parte: Equilíbrio do chacra – em seguida, deve-se fazer a substituição.

O equilíbrio da cabeça e do chacra é aplicado, em qualquer caso, por uma só pessoa; o equilíbrio do corpo é feito de maneira mais rápida e efetiva se duas pessoas estiverem em ação. Se apenas uma pessoa trabalhar, o equilíbrio do corpo deve ser feito primeiro do lado esquerdo e, depois, do direito. Nunca se deve esquecer de fazer o equilíbrio do corpo dos dois lados. Se isso não acontecer, desequilibramos ainda mais o paciente. Há uma versão abreviada do equilíbrio do corpo, que dispensa a massagem da mão e do pé; mas também é possível modificar a execução depois de cada terceiro ciclo respiratório (um ciclo respiratório corresponde a um ciclo de inspiração e expiração), ou seja, mesmo quando não tiver ocorrido uma luminação. Essa versão abreviada deveria ser aplicada apenas em situações de emergência, em que o tempo é exíguo.

Parte 1: Equilíbrio da cabeça

O paciente deita-se de costas. O auxiliar senta-se atrás dele, olhando para os pés do paciente. Normalmente, o contato é feito com as pontas dos dedos do auxiliar. Na descrição a seguir (ver p. 70), os dedos são identificados por números; o polegar é o nº 1 e o dedo mínimo, o nº 5.

Podemos orientar o paciente a pensar no seu principal problema durante o equilíbrio da cabeça. Um retorno (*feedback*) sobre o ocorrido pode ser de grande valia.

Figura 55

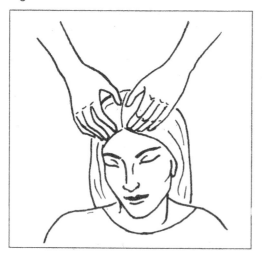

Os polegares do auxiliar estão perto do alto da cabeça do paciente, na raiz dos fios de cabelo, mas não se tocam. O 2º e o 5º dedos encontram-se à frente, onde começa a testa, descendo para os lados. O auxiliar permanece com os dedos nessa posição até sentir claramente uma pulsação simultânea em ambas as mãos. Em seguida, deve-se levantar as mãos.

Figura 56

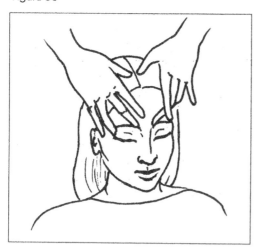

Os polegares encontram-se novamente no alto da cabeça, sem se tocarem. O 3º dedo de cada mão encontra-se no meio, no início das sobrancelhas.

Figura 57

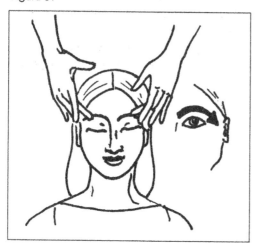

Os 3ºs dedos mantêm contato com as sobrancelhas, os polegares são levantados.

Os 3ᵒˢ dedos deslizam pelas sobrancelhas na direção das orelhas, parando no osso malar. Os 3ᵒˢ dedos formam o final de uma linha reta ao longo da cabeça.

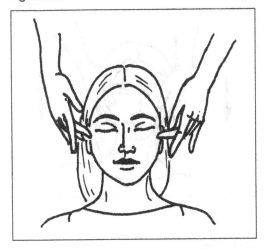

Figura 57a

Para deixar a cabeça, as mãos deslizam até a nuca.

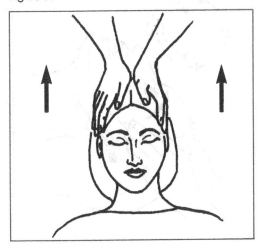

Figura 58

O auxiliar retorna as mãos lentamente até seu próprio corpo, fazendo com que todo o cabelo do paciente passe entre seus dedos. As palmas das mãos do auxiliar se unem.

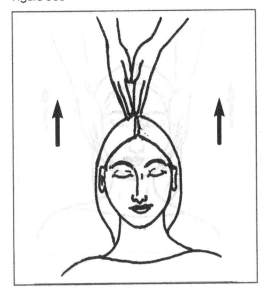

Figura 58a

Figura 59

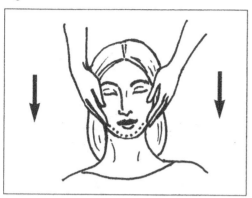

Massagem facial
O auxiliar une de tal forma os dedos que sua mão forma uma área fechada. Começando pelos ossos da face, a mão espalmada vai e volta suavemente desde as maçãs do rosto até o queixo (ver Fig. 59a).

Figura 59a

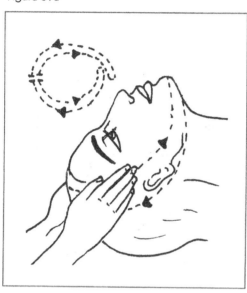

Mudança de direção: as mãos vão para cima, em direção ao auxiliar, passando por baixo do queixo e atrás das orelhas do paciente (ver Fig. 59b).

Figura 59b

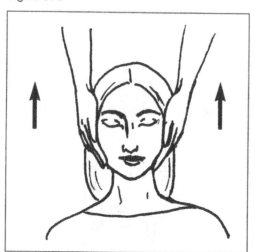

As mãos vão em direção ao alto da cabeça.

O auxiliar retira lentamente as mãos em direção ao seu corpo. Repete-se três vezes a massagem facial.

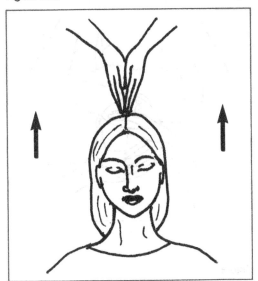

Figura 59c

"Apoio simétrico à cabeça": os dedos 2 e 5 de cada mão do auxiliar (as mãos não se encostam) tocam com firmeza a nuca do paciente. A cabeça é segura de maneira suave. Os polegares não tocam as orelhas do paciente.

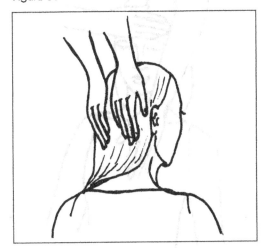

Figura 60

"Balança bilateral do crânio": a mão esquerda do auxiliar está sobre a testa do paciente; os dedos apontam para a direita, a parte inferior da mão está na altura das sobrancelhas. A mão direita do auxiliar está embaixo da cabeça, com a palma virada para dentro.

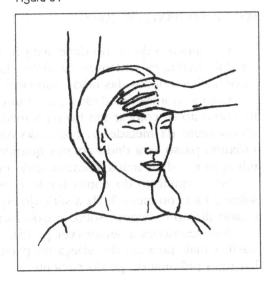

Figura 61

Figura 61a

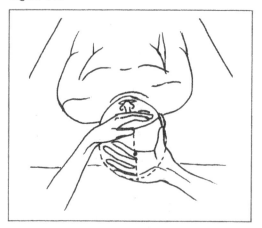

Do 2º ao 5º dedo da mão direita deve pressionar a parte saliente esquerda do osso da nuca, e o polegar, a direita.

Figura 62

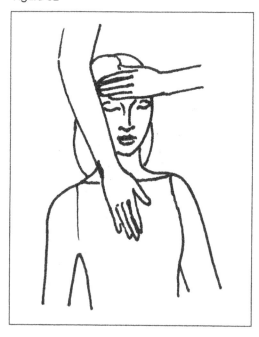

A mão esquerda do auxiliar permanece na testa do paciente. A mão direita é colocada sobre o esterno, os dedos estão na direção dos pés. Nesse momento, pode ocorrer a separação (ver p. 89).

Parte 2: Equilíbrio do corpo

O equilíbrio do corpo deve sempre ser antecedido pelo equilíbrio da cabeça. Os dois auxiliares sentam-se na altura da cintura do paciente. Cada um deles une as pontas dos dedos das mãos, formando um círculo fechado.

Com as pontas dos dedos, faz-se um contato intenso com os ossos do paciente, como ao se colocar um fio na tomada. As mãos são mantidas retas, de preferência perto da metade do corpo do paciente, sem tocar a do outro auxiliar. O próximo passo será dado apenas quando ambos auxiliares tiverem percebido luminação nas duas mãos, comunicando entre si essa percepção.

Se o equilíbrio do corpo for feito só por um auxiliar, ele trabalhará apenas sobre a linha do meio. Toda a série do equilíbrio do corpo será feita primeiro sobre o lado direito e, depois, sobre o lado esquerdo.

Nas descrições a seguir (ver p. 75), "mão da cabeça" (MC) significa a mão do auxiliar mais próxima da cabeça do paciente; a "mão do pé" (MP), a mão do auxiliar mais próxima do pé do paciente.

Figura 63

Aqui estão representados dois auxiliares, que executam os passos simetricamente (pessoa A e pessoa B). Nas demais figuras vemos apenas um auxiliar.

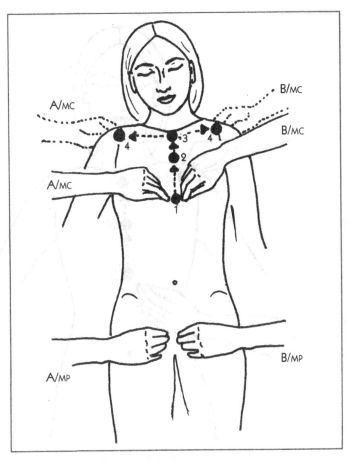

Mão da cabeça (MC)

1. A mão (com os cinco dedos unidos) está na parte inferior do esterno, na linha do meio.

2. Mão no meio do esterno.

3. Mão na parte superior do esterno

4. A mão segue a linha transversal das omoplatas até a articulação umeral.

Mão do pé (MP)

A mão está perto do púbis, ou na linha do meio.

A mão permanece onde está.

A mão permanece onde está.

A mão permanece onde está.

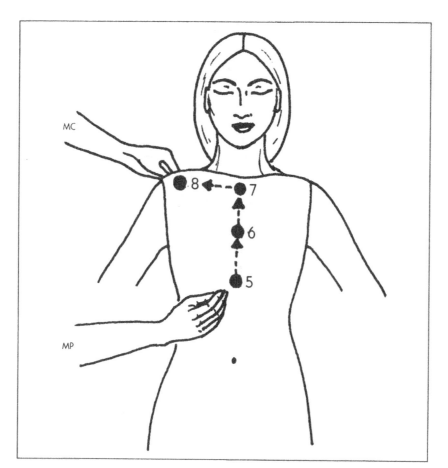

Figura 64

Mão da cabeça (MC)

5. A mão permanece onde está.

6. A mão permanece onde está.

7. A mão permanece onde está.

8. A mão permanece onde está.

Mão do pé (MP)

A mão está na parte inferior do esterno ao lado da linha do meio.

A mão está no meio do esterno.

A mão está na parte superior do esterno.

A mão segue a lateral da omoplata até a articulação umeral, pressionando-a.

Figura 65

Esterno

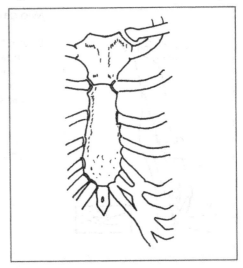

Figura 66

Omoplata, articulação umeral

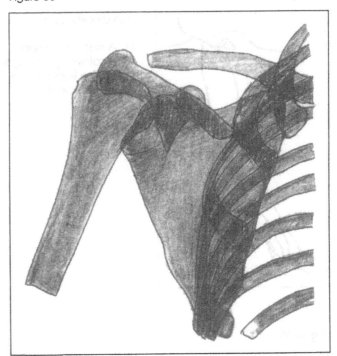

Figura 67

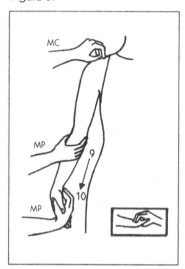

Mão da cabeça (MC)

9. A mão permanece onde está. (O paciente se move de maneira a virar a palma de suas mãos para cima.)

10. A mão permanece onde está.

Mão do pé (MP)

A mão se abre e pressiona de cima por sobre a articulação do cotovelo, com o 2º até o 5º dedo no meio, e com o polegar na lateral.

A mão continua a se movimentar para baixo ao longo do braço, como se fosse acontecer um "aperto de mãos": o 2º até o 5º dedo estão voltados para dentro, o polegar pressiona a parte de fora da mão.

Figura 68

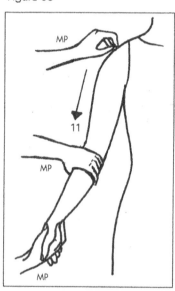

Mão da cabeça (MC)

11. A mão se vira sobre o cotovelo, o polegar está na lateral, do 2º até o 5º dedo, no meio.

Mão do pé (MP)

A mão permanece onde está.

Figura 69

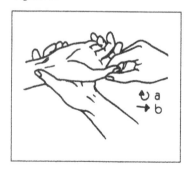

12. Massagem das mãos:
O auxiliar senta-se ao lado do paciente. Com a mão esquerda, ele apóia suavemente o pulso do paciente. Com a mão direita, começando pelo polegar, o auxiliar realiza duas vezes um movimento circular (a), e, em seguida, alonga duas vezes esse dedo (b). Passe para o segundo dedo, até fazer o mesmo movimento com todos os dedos (ver Fig. 69a).

Agora o auxiliar massageia o tecido entre o 1º e o 2º dedos. Toda a massagem (circular, alongar, massagem do tecido) é feita do 1º ao 5º dedo de cada mão. Se a massagem estiver sendo realizada por dois auxiliares, deve ser aplicada simultaneamente nas duas mãos. (Um auxiliar trabalha com a mão direita e o outro com a mão esquerda do paciente.)

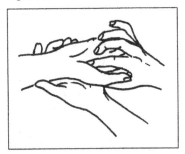

Figura 69a

Agora, pede-se que o paciente inspire e expire. Na expiração, o auxiliar alisa, com as duas mãos, toda a extensão do braço, desde o ombro até a mão. Repetir três vezes.

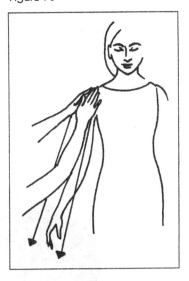

Figura 70

Mão da cabeça (MC)	Mão do pé (MP)
13. (Ainda não colocar a mão sobre o corpo.)	A mão procura a ponta frontal do lado de cima do osso ilíaco (na curvatura).
14. Numa linha reta entre a mão do pé e a da cabeça, a mão da cabeça usa o indicador para pressionar a vértebra inferior.	A mão permanece onde está.

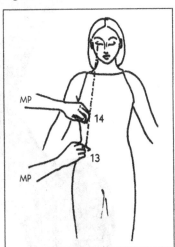

Figura 71

Figura 71a

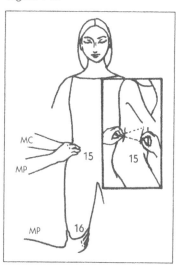

Mão da cabeça (MC)

15. A mão vai para a ponta posterior do lado de cima do osso ilíaco (estimativa desse ponto: no lado posterior, 3 cm da ponta anterior do osso ilíaco para cima e 3 cm em direção à linha do meio).

16. A mão permanece onde está.

Mão do pé (MP)

A mão permanece onde está.

A mão movimenta-se sobre o joelho, o polegar lateralmente, do 2º até o 5º dedo no meio (ligação com o osso do membro, não apenas com o joelho).

Figura 72. Osso ilíaco

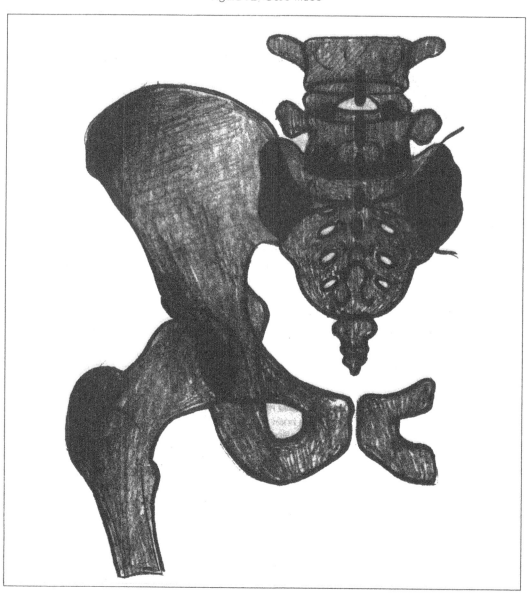

MÉTODOS TERAPÊUTICOS INTEGRADOS À BIOENERGÉTICA SUAVE **81**

Figura 73

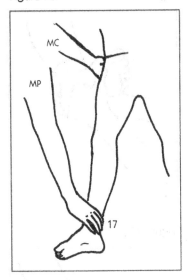

Mão da cabeça (MC)

17. A mão permanece onde está.

Mão do pé (MP)

A mão se movimenta em direção ao tornozelo, pressiona os ossinhos, o polegar lateralmente, o 2º ao 5º dedo, no meio.

Figura 74

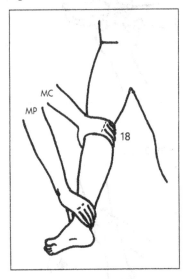

Mão da cabeça (MC)

18. A mão se movimenta sobre o tornozelo, o polegar lateralmente, do 2º ao 5º dedo no meio.

Mão do pé (MP)

A mão permanece onde está.

Figura 75

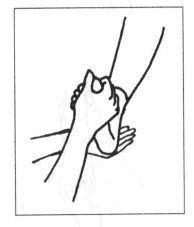

19. Massagem dos pés:
    O auxiliar está sentado perto do tornozelo do paciente, voltado para ele. Ele apóia o tornozelo por baixo, com a mão esquerda. Com a mão direita, flexiona todo o pé para a frente e para trás, devagar e suavemente, três vezes.

Figura 75a

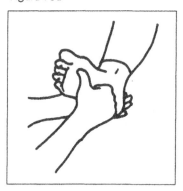

O auxiliar massageia uma vez a planta do pé com o seu polegar da mão direita, suavemente, dos dedos até o calcanhar (um curto tratamento de reflexologia).

Figura 75b

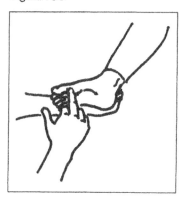

Em seguida, o auxiliar massageia uma vez a parte de dentro do arco do pé, suavemente, dos dedos até o calcanhar. (Essa linha, na reflexologia, representa a coluna.)

Figura 75c

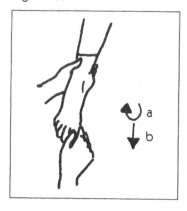

20. Massagem dos dedos:
O auxiliar segura suavemente a ponta do dedo grande do pé, faz duas movimentações circulares (a) e, em seguida, alonga-o duas vezes (b).

Figura 75d

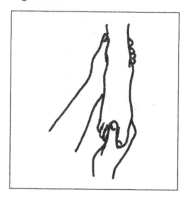

Em seguida, o auxiliar massageia o tecido entre o 1º e o 2º dedos. Toda a massagem (circular, alongar, massagear os tecidos) é feita do dedo grande do pé até o dedo mínimo. Se a massagem for realizada por dois auxiliares, deve ser aplicada simultaneamente em ambos os pés.

21. O auxiliar coloca as mãos embaixo e em cima da articulação coxofemoral do paciente e o incentiva a inspirar e a expirar. Na expiração, as mãos deslizam sobre a perna três vezes, do quadril até os dedos dos pés. Nesse momento, o equilíbrio energético pode ser encerrado com a finalização (finalização, ver p. 89).

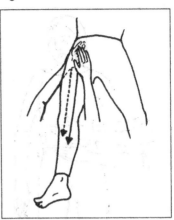
Figura 76

Parte 3: Equilíbrio do chacra

É necessário realizar sempre o equilíbrio da cabeça e do corpo antes do equilíbrio do chacra.[3] Apenas um auxiliar trabalha, postando-se do lado direito do paciente, na altura da cintura. A movimentação é crescente: vai do chacra inferior até o superior.

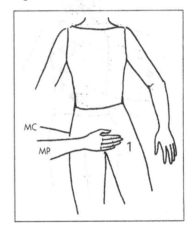
Figura 77

Chacra básico

Mão da cabeça (MC)
(mão esquerda)

Mão do pé (MP)
(mão direita)

1. A mão esquerda do auxiliar, com a palma virada para o corpo do paciente, está sobre o cóccix. Colocada assim no meio do corpo, ela liga a parte direita e a esquerda.

   A mão está sobre o púbis, os dedos para o lado. Ela liga a parte direita e a parte esquerda do corpo.

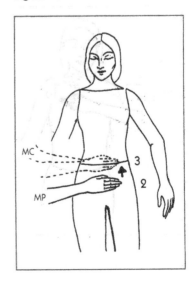
Figura 78

Chacra genital

Mão da cabeça (MC)

Mão do pé (MP)

2. A mão desliza um pouco para cima, em direção ao sacro.

   A mão permanece onde está; passo intermediário (aqui e nos próximos passos intermediários, é feita a ligação entre dois chacras).

3. A mão permanece onde está.

   A mão se desloca para a altura da mão esquerda. Colocada no meio do corpo, liga a parte direita e a esquerda.

Figura 79

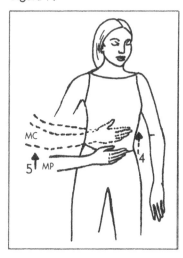

Plexo solar (Solarplexus)

Mão da cabeça (MC)

4. (Passo intermediário) A mão vai por trás, até a parte inferior do tórax e liga nesse ponto a parte direita e a parte esquerda do corpo.

5. A mão permanece onde está.

Mão do pé (MP)

A mão permanece onde está.

A mão move-se na parte da frente do corpo até a altura da mão esquerda. Fica colocada, então, sobre o plexo solar, ligando as extermidades de ambas as costelas.

Figura 80

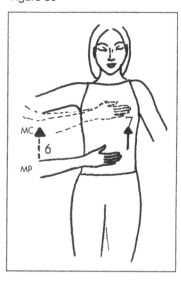

Chacra do coração

Mão da cabeça (MC)

6. (Passo intermediário) A mão desliza para o alto, até a altura das axilas. Ela liga as extremidades inferiores das omoplatas.

7. A mão permanece onde está.

Mão do pé (MP)

A mão permanece onde está.

A mão liga a parte direita e a esquerda do corpo de maneira que o 5º dedo fique próximo da extremidade do diafragma.

Figura 81

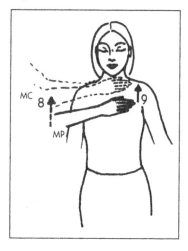

Chacra da laringe

Mão da cabeça (MC)

8. (Passo intermediário) A mão se desloca mais para cima e liga as omoplatas superiores.

9. A mão permanece onde está.

Mão do pé (MP)

A mão permanece onde está.

A mão se desloca mais para cima, de maneira que o polegar fique sobre a parte superior do diafragama. Ligação da parte direita e esquerda do corpo.

Chacra da testa (terceiro olho)

Mão da cabeça (MC) — Mão do pé (MP)

10. (Passo intermediário) A mão vai para trás da cabeça e liga a parte direita e a esquerda. — A mão permanece onde está.

11. A mão permanece onde está. — A mão vai para a testa e liga a parte direita e a parte esquerda da testa.

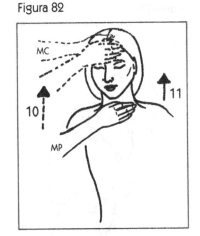

Figura 82

Chacra do alto da cabeça ou da coroa

Mão da cabeça (MC) — Mão do pé (MP)

12. A mão vai para o alto da cabeça. Os dedos estão voltados para esquerda. — A mão permanece onde está.

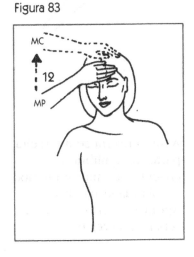

Figura 83

Na parte posterior do corpo, o chacra da coroa será ligado ao chacra genital.

Mão da cabeça (MC) — Mão do pé (MP)

13. A mão permanece onde está. — Na parte posterior do corpo, a mão desce para o púbis.

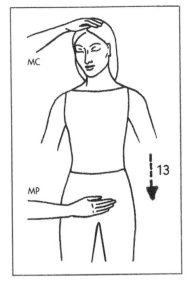

Figura 84

Figura 85

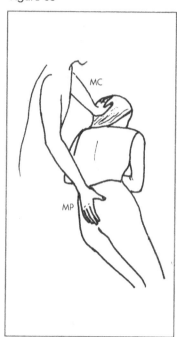

Esse passo foi inserido por mim, a fim de fazer a ligação nas costas.

Mão da cabeça	Mão do pé
14. O paciente vira-se sobre o lado esquerdo. Um pequeno travesseiro deve ser colocado sob sua cabeça, para que a coluna fique reta. O auxiliar está na altura do meio da coluna e coloca sua mão esquerda na metade da parte detrás da cabeça, os dedos apontam para o alto da cabeça (chacra da coroa).	A mão é colocada no meio do sacro, os dedos estão voltados para o cóccix (o 3º dedo está sobre o cóccix).

Assim encerra-se a terceira parte, o equilíbrio do chacra e, ao mesmo tempo, a polaridade passiva.
Agora *é preciso* ocorrer a separação (ver p. 89).

Figura 86

7. Chacra do alto da cabeça ou da coroa

6. Chacra da testa (terceiro olho)

5. Chacra da laringe

4. Chacra do coração

3. Plexo solar

2. Chacra genital

1. Chacra da raiz

1. Segmento dos olhos

2. Segmento oral

3. Segmento do pescoço

4. Segmento do peito

5. Segmento do diafragma

6. Segmento da barriga

7. Segmento do quadril

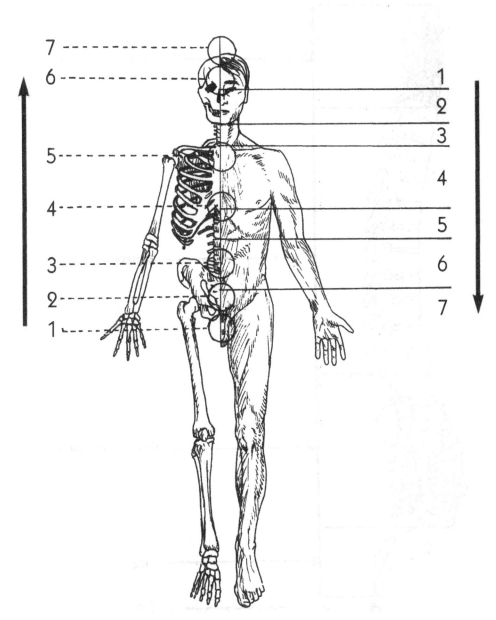

Figura 86
Comparação dos chacras com os segmentos das couraças, segundo Wilhelm Reich

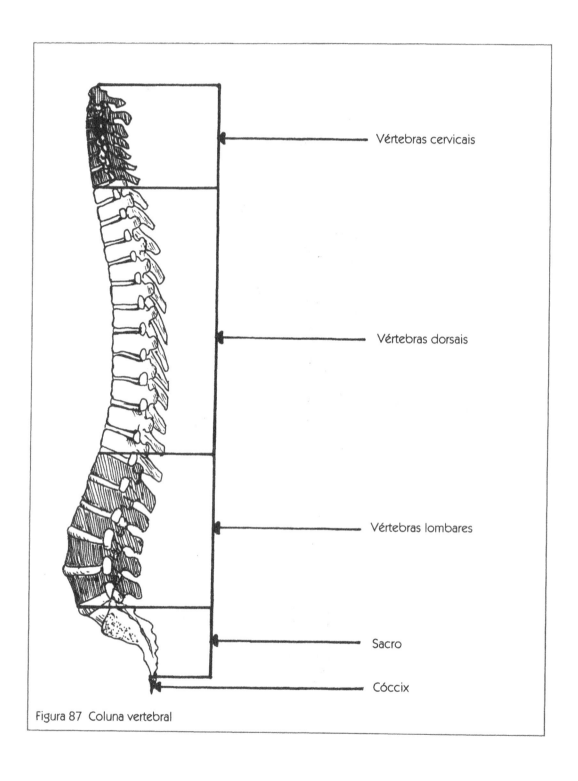

Figura 87 Coluna vertebral

MÉTODOS TERAPÊUTICOS INTEGRADOS À BIOENERGÉTICA SUAVE **89**

Separação

O paciente está deitado de costas. Os auxiliares estão do mesmo lado como anteriormente no equilíbrio do corpo; se houver apenas um auxiliar, ele estará do lado direito do paciente e trabalhará diretamente sobre a linha do meio do paciente.

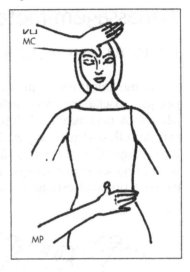

Figura 88

Mão da cabeça (MC)

O polegar se afasta dos outros dedos formando um ângulo de 90°; a ponta do polegar está sobre o "terceiro olho" (1,5 cm sobre as sobrancelhas, no lugar onde os hindus pintam um ponto vermelho).

Mão do pé (MP)

O polegar se afasta dos outros dedos formando um ângulo de 90° e aponta verticalmente para o umbigo (no caso de dois auxiliares, os polegares estão próximos à linha do meio). Não tocar em mais nada, nem no outro auxiliar! (Esse é o único momento em que não fazemos contato com o osso.)

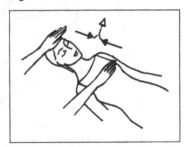

Figura 89

Em seguida, as mãos se distanciam um pouco do corpo, ficando por alguns instantes no campo da aura.

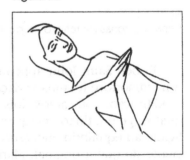

Figura 90

Por fim, na inspiração as palmas das mãos são unidas com a inspiração. O paciente é coberto e pode descansar ou dormir um pouco. O auxiliar se afasta e, imediatamente, lava as mãos. Posteriormente, podem ser feitos comentários sobre o vivenciado.

A separação é feita apenas uma vez, no final da sessão. Depois disso, é possível fazer uma massagem de aura nos auxiliares (descrição, ver p. 69). Observação: com a massagem de aura, é possível perceber onde a aura está fria ("buracos na aura") e onde está quente. Também mostrei a massagem de aura a médicos que a desconheciam; eles se surpreenderam ao perceber a diferença de temperatura na aura.

A massagem-metamorfose

• A teoria da metamorfose

A metamorfose é um outro instrumento que uso. O método tem esse nome porque suscita transformações (a palavra metamorfose vem do grego *metamórphosis*). A massagem foi desenvolvida por Robert Saint John e é uma forma especial de reflexologia dos pés. Na reflexologia de origem chinesa, determinados pontos da superfície do corpo são estimulados, e isso se reflete pelo corpo inteiro. No pé há regiões especiais que representam os órgãos do corpo e podem ser estimuladas; é possível estimular essas regiões.

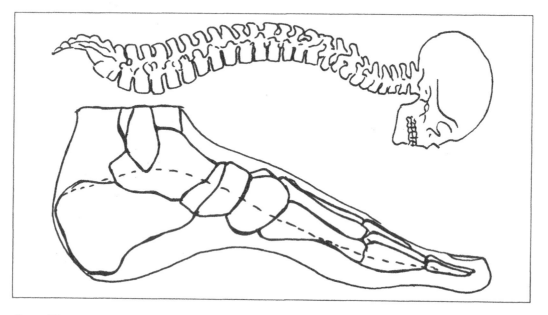

Figura 91
Linha das zonas de reflexo no pé, com a representação da coluna vertebral

Robert Saint John aplicou essa massagem inicialmente em crianças deficientes. A metamorfose foi uma variação criada por Alexander Fliess, em Viena. Segundo sua modificação, colocamos dois dedos separados um do outro sobre uma linha, pela qual surge um fluxo energético entre esses dois dedos (por isso, a metamorfose está ligada ao equilíbrio energético/polaridade). A meu ver, essa nova forma é mais eficiente do que a original. Marietta Schirpf, terapeuta que trabalha com massagem e bioenergética em Viena, aprendeu essa técnica com Alexander Fliess e dela absorvi o método, no início da década de 1980.

Quando trabalhamos no sentido de o paciente manter os olhos abertos, podemos estimular a coluna vertebral. O resultado é outro se o paciente fecha os olhos e se deixa levar pela regressão. Saint John já havia descoberto que principalmente os pacientes que fecham os olhos vivenciam não apenas uma estimulação na coluna vertebral, mas também regridem acentuadamente. Segundo ele, a regressão chega até antes do parto. Ao lado da representação da coluna vertebral, a zona de reflexos no pé pode ser encarada como uma linha do tempo, ligada ao desenvolvimento (desabrochar) do embrião. Esse método permite, portanto, trabalhar com os acontecimentos pré-natais e englobá-los no trabalho terapêutico. Levo em consideração a teoria da linha do tempo em meu tabalho e completo-a com minha visão sobre a fita da lembrança e com a teoria da "cura da lembrança".

No livro *Metamorphose* de Robert Saint John (ver Bibliografia p. 140) há um diagrama que mostra que com a utilização da massagem da metamorfose podemos nos lembrar também de vidas passadas. Essa não é uma herança cristã, mas vem de religiões do extremo oriente, como o hinduísmo ou o budismo. No trabalho terapêutico há, às vezes, indícios de que algo assim possa existir. Fiquei surpresa ao constatar isso durante uma terapia. O paciente "entra" em algo traumático do passado que, na sua vivência, aconteceu numa outra vida. Os cristãos também acreditam que há vida depois da morte (mas não antes da vida atual).

A grande descoberta de Saint John é que a linha de zonas de reflexos no pé não representa apenas a coluna vertebral, mas também a linha do tempo do embrião. Nessa linha do tempo, a concepção e o parto são os dois extremos. A massagem metamorfose rebobina a fita da lembrança até o começo.

Saint John descreve três zonas gerais de reflexos no corpo: nos pés, nas mãos e na cabeça. Os pés estão relacionados com a motricidade, que irão aprimorar. Ele cita, por exemplo, uma criança de quatro anos que não caminhava e, depois do tratamento com a metamorfose, começou a andar.

As *mãos* estão relacionadas com o fazer, negociar. Aqui há uma linha da zona de reflexo semelhante: ela começa na ponta do polegar e corre ao longo do osso, até o pulso.

A *cabeça* (o alto da cabeça) relaciona-se com as capacidades psíquicas: poder pensar, poder decidir etc.

Por razões práticas, minhas atividades estão centradas nas zonas de reflexos dos pés. Divido a linha em três regiões (ver Fig. 96, p. 95), que se diferenciam da divisão de Saint John (denomino suas regiões de primeiro, segundo e terceiro trimestre da gravidez). Quando massageio a zona de reflexo, sei mais ou menos onde estou na linha do tempo. O dedo indicador da outra mão fica no ponto de reflexo da hipófise, na ponta dos primeiros dedos.

No pé, estimula-se primeiro o ponto da concepção. O ponto da concepção é a primeira articulação entre a ponta e o peito do pé. Com a estimulação desse ponto, algumas pessoas que vivenciaram fatos muito traumáticos no início de suas vidas, começam uma revivência. Por exemplo, o estupro da mãe que gritava muito, se debatia ferozmente, berrava, urrava terrivelmente, "quase não podia suportar". Durante a sessão, alguns pacientes dizem: "Sim, eu quero reviver isso". Algumas vezes presenciei o fato de alguém querer parar imediatamente: "Não agüento!". Esse permitir-se entrar profundamente em si não é um estado hipnótico. No início da sessão, oriento: "Por favor, feche os olhos". O paciente pode parar o processo de regressão a qualquer momento, quando, em sua opinião, tornar-se "excessivo". Os pacientes permanecem sempre com total consciência. O calcanhar representa o nascimento, o acontecimento do parto. Não utilizo a metamorfose como principal método para atingir o acontecimento do parto, pois, de acordo com minha experiência, ela não se presta tão bem a isso. Mas posso perceber que se alguém se inquieta, chora ou sua pele fica arroxeada, esses são sinais das condições do parto. A ferramenta que privilegio para atingir o parto em si é o psicodrama, segundo o dr. Frank Lake (ver p. 97).

A massagem metamorfose nos adultos possibilita a revivência de emoções da fase de vida correspondente ao feto. Em seu livro *Metamorphose*, Saint John descreve claramente que, com a aplicação de seu método, algo volta a fluir, a se mexer. Ele havia começado a ensinar a metamorfose a crianças deficientes para que elas mesmas pudessem massagear seus pés todos os dias. Seu método serve para a estimulação da coluna vertebral e permite que o desenvolvimento até então bloqueado prossiga.

Robert Saint John tem um pensamento espiritual sobre a massagem metamorfose. Segundo ele, a alma ficou parada em sua evolução. A principal motivação de seu trabalho é incentivar o desenvolvimento espiritual, principalmente nas crianças. Mas o objetivo específico não é o de voltar a fazer a energia vital fluir – essa é exatamente minha intenção com o uso desse método –, e ele consegue uma ligação com a Bioenergética Suave. A divisão da linha do tempo que proponho – em três zonas – proporciona um apoio à integração.

• Generalidades sobre a aplicação

No início, esclareço rapidamente o paciente sobre minha metodologia. Em seguida, incentivo-o a decidir sobre a continuidade do tratamento. "Você pode pedir para parar a qualquer hora, se não agüentar mais". Às vezes, os acontecimentos são tão brutais que a terapia não deve ser forçada. Durante a sessão, o ambiente está totalmente silencioso – à exceção da voz do paciente. O paciente deve deitar-se de costas. (É possível variar, o que também já tentei, fazendo com que o paciente tomasse uma postura embrionária, deitado de lado. Mas, em geral, peço que fique de costas.) Ele deve estar deitado confortavelmente, com um travesseiro sob a cabeça, levemente elevada. Assim, posso reconhecer bem as suas expressões faciais, pois estou junto a seus pés. O terapeuta deve sentar-se de maneira confortável. Realizo as sessões apenas em locais protegidos, sem perturbações externas. No chão devem estar colchonetes, ou melhor, vários deles sobrepostos para evitar que o paciente se machuque com algum objeto. Tenho sempre um relógio à vista. Em geral, escureço um pouco o ambiente. A entrada de luz solar muito intensa incomoda os pacientes, que estão em profunda regressão. Também disponho de florais de Bach, pois pode acontecer de o paciente entrar em estado de choque. De costume, cubro-o com um cobertor, para que não esfrie demais. Já mencionei as três zonas nas quais se pode trabalhar com a metamorfose: cabeça, mão e pé. "Abro a memória" ao começar pela cabeça (primeira zona). Coloco a cabeça de lado e passo o indicador desde o meio da cabeça até a nuca. Esse é um toque suave, não muito leve nem muito profundo. Em seguida, vou para a mão direita (segunda zona) e aliso a palma, da ponta do polegar até o pulso; depois, a mão volta para o chão. Agora, é a vez da mão esquerda. Também nos pés (terceira zona) trabalho primeiramente no direito e "abro a memória", à medida que aliso devagar a linha da zona de reflexos do dedo maior até o calcanhar. Depois da massagem metamorfose, que se segue, finalizo deslizando, com movimentos rápidos, as mesmas zonas de reflexo, na mesma seqüência em direção oposta. Todos os movimentos de deslizamento são repetidos três vezes. Depois da abertura, decido quanto tempo vou despender na massagem, o que naturalmente depende da reação do paciente até o momento. Quando abri a memória, com o alisamento suave da pele ao longo das linhas de zonas de reflexo, "o bebê está lá". Saint John sugere não aplicar a metamorfose por mais de uma hora por semana em adultos. Depois da sessão, conversamos sobre o vivenciado e o paciente pode descansar e dormir um pouco. As mudanças são geralmente muito intensas. É preciso tempo para integrar o vivenciado. Em geral, costumo fazer uma hora de sessão e meia hora de recuperação, chamada de harmonização. Mesmo quando logo em seguida passo para outro paciente, preciso dispor de um local onde o anterior possa dormir ou descansar (é inacreditável o quanto alguns pacientes dormem depois da sessão). É desejável que os consultórios tenham salas para descanso (isso vale também para consultórios psicoterapêuticos).

Quando os pacientes precisam dormir, o lugar onde se deitam não tem tanta importância. Há um sono curativo. Os gregos sabiam disso e o praticavam em seus templos. Também depois de uma vegetoterapia o sono é curativo. Quando alguém cospe, quase vomita ou treme – independentemente da reação do sistema nervoso vegetativo –, precisa de um tempo para sentir-se bem novamente. O sono termina por si só depois de cerca de meia hora (às vezes, mais). E para ter realmente certeza de que o paciente está harmonizado, é melhor que alguém permaneça com ele enquanto descansa.

• Descrição do método

Figura 92

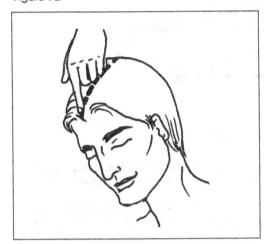

Figura 92a

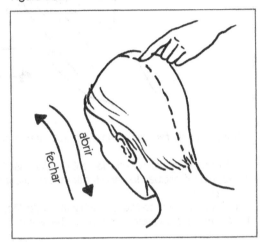

Estimulação da *primeira zona* (linha do alto da cabeça – nuca)

1. Abrir (do alto da cabeça até a nuca, três vezes)
2. Fechar (da nuca até o alto da cabeça, três vezes)

Figura 93

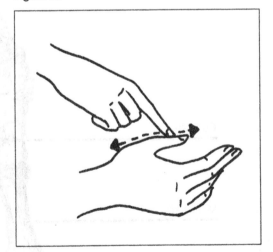

Estimulação da *segunda zona* (na parte externa da mão, linha da ponta do polegar – punho)

1. Abrir a mão direita (da ponta do polegar até o punho, três vezes)

2. Abrir a mão esquerda (da ponta do polegar até o punho, três vezes)

3. Fechar a mão direita (do punho até a ponta do polegar, três vezes)

4. Fechar a mão esquerda (do punho até a ponta do polegar, três vezes)

Figura 94

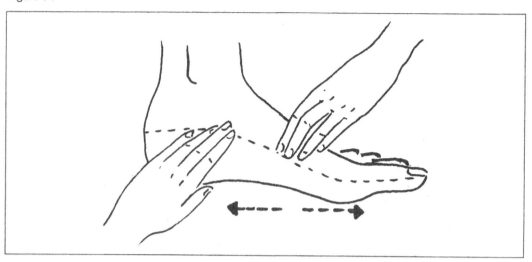

Estimulação da *terceira zona* (na parte interna do pé, linha do dedão – calcanhar)

1. Abrir o pé direito (do dedão até o calcanhar, três vezes). A outra mão fica sobre o peito do pé.
2. Abrir o pé esquerdo (do dedão até o calcanhar, três vezes). A outra mão fica sobre o peito do pé.
3. Fechar o pé direito (do calcanhar até o dedão, três vezes). A outra mão fica sobre o peito do pé.
4. Fechar o pé esquerdo (do calcanhar até o dedão, três vezes). A outra mão fica sobre o peito do pé.

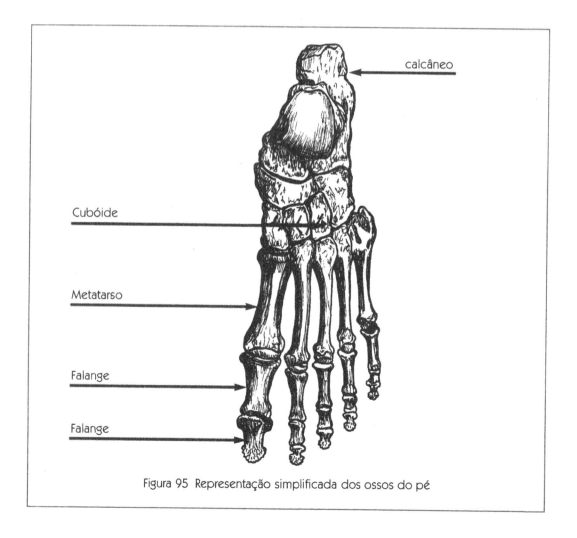

Figura 95 Representação simplificada dos ossos do pé

A massagem metamorfose é aplicada de maneira semelhante à do equilíbrio energético, isto é, o dedo médio da mão esquerda fica como um pólo fixo sob o final do dedo maior do pé direito (ponto de reflexo da hipófise). O dedo médio da mão esquerda desliza ao longo da zona de reflexo. São realizados movimentos circulares, leves, com pressão suave. Vamos imaginar um colar de contas esticado na linha da zona de reflexo. A ponta do dedo massageia cada continha, muito suavemente. Massagear sempre do dedo maior do pé para trás, em direção ao calcanhar, e nunca ao contrário. Da mesma forma que no equilíbrio energético, o pólo se desloca apenas quando são perceptíveis ondas pulsatórias (não confundir com a pulsação) ou um calor perceptível (luminação do campo local) ou ambos os fenômenos. Uma troca correspondente da posição dos dedos ocorre no pé esquerdo, isto é, o dedo médio da mão direita fica sob o fim do dedão do pé esquerdo e o dedo médio da mão esquerda desliza ao longo da zona de reflexo. Primeiro é massageado o pé direito; em seguida, o pé esquerdo.

Figura 96

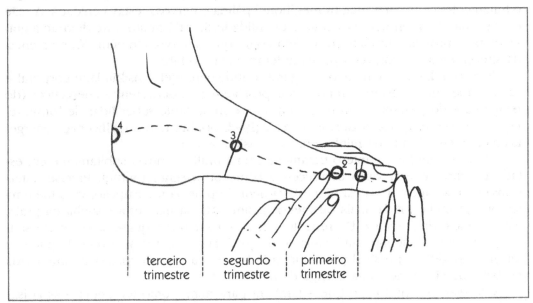

Zonas de reflexo do pé: 1. Ponto da concepção; 2. Ponto de fixação do ovo no útero; 3. Ponto dos cinco meses; 4. Ponto do parto (depois de 40 semanas de gravidez)

Depois da massagem, é feita a finalização nas três zonas (na cabeça, nas mãos e nos pés). Isso fecha a lembrança. Freqüentemente seguro os pés por mais uns instantes, para "aterrá-los" (*grounding*). Em seguida, os pés são aquecidos com uma coberta.

• Experiências práticas

Em minha prática terapêutica, a concepção é o degrau mais remoto do desenvolvimento com o qual trabalho. Minhas experiências com a massagem metamorfose confirmam reiteradamente que o período pré-natal e a concepção – bem como o parto e os momentos que o sucedem – podem ter influência sobre a vida futura.

O tratamento com a massagem metamorfose é mais fácil quando o paciente sabe das condições de seu nascimento e do período pré-natal. Também por esse motivo sou da opinião de que as crianças deveriam ouvir suas histórias, por exemplo, como uma história contada antes de adormecer. Se soubéssemos dos fatos da fase mais remota da vida, poderíamos nos lembrar deles em terapia sem maiores dificuldades, independentemente de sua natureza.

Com freqüência, a terapia é acompanhada por reações corporais e emocionais muito intensas. Às vezes, chego a vivenciar fortes reações (e modificações) corporais, por causa da minha identificação com o paciente, cujo entendimento só é possível a partir do trabalho verbal da lembrança com o paciente. Funciono como uma "extensão" pela qual fluem as energias negativas do paciente e as "descarrego".

Certa vez, tive uma paciente muito agressiva, que começou a cuspir e a vomitar durante o tratamento – o que em geral acontece na massagem metamorfose, se a mãe da paciente tiver, por exemplo, tomado remédios para abortar a criança. (O terapeuta deveria ter sempre à mão toalhas e, uma bacia para a eventualidade dos vômitos.) Também me senti mal nesse tratamento: sentia um gosto amargo na boca, tive de vomitar. Na conversa posterior sobre sua vivência durante o tratamento (o que se confirmou depois com a mãe da paciente), ficou claro de onde vinha essa intensa vivência corporal. A mãe da paciente se encontrava numa situação muito confusa durante a gravidez e precisou tomar remédios muito fortes, prejudiciais ao bebê.

Na Venezuela, vivi algo semelhante com a aplicação da metamorfose: durante o tratamento, comecei a suar, tremer, fiquei pálida e nervosa, estava enjoada. A mãe da paciente devia ter ingerido grande quantidade de café muito forte durante a gravidez para provocar um aborto. O feto como que o sorvia também. Na revivência da situação fetal, o corpo da paciente lembrou-se do fato.

Para o trabalho energético em geral, é indispensável sensibilidade corporal e sinceridade: pré-requisitos para que seja possível ligar dois sistemas energéticos (do terapeuta e do paciente). Do mesmo modo, é importante saber lidar de forma terapêutica com energias negativas. (Desde 1992, porém, não trabalho mais energeticamente, em virtude da minha grande sensibilidade.)

Outro exemplo: durante o tratamento, uma mulher entrou subitamente em estado de choque. Sua visão escureceu e começou a sentir tontura. Precisei interromper a massagem, pois ela não estava bem. Depois da interrupção, veio-lhe uma lembrança muito nítida, mais ou menos assim: "Minha mãe está sozinha na praia. Está no meio da gravidez. De repente, começa a sangrar e quase se esvai em sangue, antes que alguém possa levá-la ao hospital. Havia temores de que ela pudesse ter-me perdido". A possível prematuridade foi uma ameaça expressiva para a vida do bebê de cinco meses na barriga da mãe.

Cito esses exemplos porque – também para mim, como terapeuta – as coisas que surgem com a massagem metamorfose parecem incríveis. Por isso, uso esse método (terapeuticamente e no consultório) apenas com indicação precisa, ou seja, quando o diagnóstico indica a existência de um trauma muito remoto (por exemplo, o paciente sabe disso ou em distúrbios psicossomáticos muito resistentes; quando alguém, durante a vegetoterapia, tem reações que sugerem raízes[4] no período primário da história de vida etc).

Não aplico a massagem metamorfose nos casos de depressões profundas ou em estados de pânico: esse método é como meu "último" instrumento, visto que sua ação é muito profunda e pode exigir longos tratamentos paralelos.

Como já mencionado, Saint John afirma que com a metamorfose podem emergir lembranças de vidas passadas. Minhas experiências dão indícios de que o paciente pode vivenciar os períodos de quando sua alma ainda não estava em seu corpo. Esse acontecimento, também para mim, é um pouco "inquietante". Vez ou outra pacientes relatam não apenas vivências da concepção, mas aquelas que, possivelmente, indicam vidas passadas. É possível que as teorias a respeito (por exemplo, no budismo) tenham razão ao afirmar que existem mais vidas.

Quando ouvi falar pela primeira vez disso (durante uma vivência do final de uma vida passada), o fato me era tão estranho e inquietante que interrompi o tratamento. Mas vale a pena citá-lo. O terapeuta precisa estar preparado. Em geral, os terapeutas não querem saber de nada parecido. Mas esses temas surgem e, então, precisam ser reconhecidos, aceitos e trabalhados. O importante em experiências desse tipo é o paciente poder dizer: "Eu não quero mais continuar, eu paro". Certa vez, ao me sentir insegura em relação a quanto poderia avançar na fronteira do vivenciado na terapia, conversei com uma amiga também terapeuta. Sua opinião era a seguinte: tratemos essa vivência como qualquer outra lembrança de um tema da vida, como, por exemplo, os resquícios de um trauma. Sua serenidade ajudou-me a lidar com o fato.

Hoje, infelizmente, tornou-se moda trabalhar terapeuticamente também com "vidas passadas". Embora isso não me agrade, sou da opinião de que deveríamos fazer o possível para integrar todos os níveis de vivência num trabalho terapêutico total. No sentido de total, trabalho com o ser humano de maneira holística; atenta ao "aqui e agora" (o momento presente do paciente), bem como à sua história de vida remota e mais remota (além da capacidade de contato, a situação de vida e de trabalho; como médica, seu bem-estar geral, seu modo de vida: alimentação, possíveis distúrbios eletromagnéticos no seu entorno etc.). No caso das vivências remotas e mais remotas, me interessa saber como ainda influenciam a vida atual do paciente.

Encerrando, um exemplo bem diverso para a vivência na metamorfose: meu paciente – engenheiro, com sua vida real bem estruturada, mas que quase não podia sentir alegria – experienciou uma mudança fundamental. Dispôs de muito tempo para o tratamento, pois seus sentimentos eram muito bons: ele ficou rosado e sorria. Depois da sessão, articulou esse sentimento da seguinte maneira: "Estou bem, sinto que o mundo é bom, eu pertenço a este lugar". Essa mundança é um fenômeno conhecido. Pacientes felizes vivenciam seu "estado de Buda", o "estar integrado" com o mundo.

Com a metamorfose, trabalho com as bases primordiais da vida, com o "script", o tema da vida de cada indivíduo. O objetivo desse trabalho é reanimar o fluxo energético e descobrir como o período pré-natal ou o parto ainda influenciam a pessoa. (O último exemplo mostra também que não há apenas traumas do parto, mas também boas lembranças desse momento.) Essa influência pode ser mais bem definida na "revivência da situação do parto". A partir daí fica ainda mais clara qual a situação do feto no útero materno e como foi seu nascimento. Tentamos redescobrir a alegria de viver que se perdeu.

A revivência da situação do parto

A revivência da situação do parto é originalmente um psicodrama criado pelo dr. Frank Lake, teólogo e terapeuta primal inglês. Frank Lake e R. D. Laing trabalhavam em Londres, na clínica Tavistok, um centro terapêutico em que aplicavam esse método. Mike e Roslyn Capper receberam treinamento em terapia primal nesse centro, mas o método de psicodrama que Mike Capper aplicou era muito provocador. Usei o estímulo mínimo nesse psicodrama. Fui aluna da dra. Constance Corey; aprendi-o em 1980 e o aplicava de modo suave.

No tratamento, apóio-me no princípio da fita da lembrança. Quando usado com sucesso, o que, em geral, é o caso, o paciente revivencia movimentos corporais, sensações (tosse, estrangulamento) e emoções que lhe foram importantes no parto. No acelerador são imitadas a última fase do parto e o parto em si. A estimulação externa é muito suave, de maneira que o paciente pode regredir à sua vivência interna do parto. Tanto sua respiração quanto as movimentações do seu corpo seguem seu processo individual, original. Em seguida, o revivido é relacionado com a vida atual.

• Descrição do método

Aconselho a não seguir o método de forma mecânica. O trabalho com regressões profundas exige capacidades terapêuticas especiais. É aconselhável a presença de uma parteira ou de um médico (especializado no processo do parto). O psicodrama do parto nunca deveria ser aplicado por curiosidade, mas apenas de modo muito consciencioso. Exige-se muito de todos os participantes por causa da regressão profunda. Nesse sentido, ele não é um método terapêutico de aplicação freqüente.

O psicodrama dura cerca de meia hora. São necessárias várias forrações, muitos colchões. Uma parede acolchoada pode servir de apoio para os pés do paciente. (Os pacientes movimentam-se inesperadamente, de maneira brusca – e somos responsáveis por sua integridade física.) O ambiente deve estar na penumbra. Primeiro são encenadas, na medida do possível, as circunstâncias da situação do parto. O trabalho é feito em sua maior parte em silêncio, exceto pela reprodução dos ruídos que acompanham o parto (na maternidade ou em casa). Às vezes emprego esse método sozinha. É um trabalho corporal pesado e, por isso, será mais fácil se houver alguns auxiliares à disposição. Antes da composição da cena do parto, procuro por informações do paciente – o maior número possível. Isso possibilita compor a cena de modo mais autêntico (parto em casa?; posição do feto?; pessoas presentes? etc.).

• Aplicação

A composição do cenário: os auxiliares formam uma equipe de cerca de seis pessoas e imitam os estímulos no útero por meio de uma pressão suave nos seguintes pontos:

1. nos pés (posteriormente, a sola dos pés será empurrada em direção à cabeça);
2. na parte posterior da coxa, na parte detrás do quadril;
3. na parte anterior da coxa; e
4. nas costas e na parte posterior dos ombros (não se pode pressionar o peito para não prejudicar a respiração).

Um outro auxiliar, na altura da cabeça do paciente, é responsável por segurá-la e por prestar atenção à respiração.

O terapeuta deve sentar-se diante do paciente e exercer a função de diretor. Com um movimento de cabeça, ordena a troca das cenas (uma parteira com formação terapêutica seria ideal para essa função). As mãos do terapeuta tocam a cabeça do paciente e simulam a dilatação do colo do útero e, posteriormente, a dilatação da bacia durante o parto. Um outro membro da equipe funciona como secretário e anota tudo o que o paciente fala sobre sua vivência (transcrição).

O terapeuta tem também a tarefa de transmitir um sentimento de segurança ao paciente antes do início do psicodrama. Por exemplo: você está seguro conosco. Você pode pedir para parar a qualquer hora. Mantenha-se como o adulto observador. Deixe os sentimentos e os movimentos virem de dentro. O corpo mostra o que foi mais importante para você no parto. Não tenha medo, você sobreviveu, você está aqui. Depois de "nascer", observe o que você vivencia como recém-nascido, quais temas de vida surgiram daí. Seu "nascimento" será mais rápido do que seu nascimento real, você dispõe de aproximadamente 45 minutos. Nós "representamos" seu nascimento para entender se e como o acontecimento do parto influencia sua vida.

O psicodrama é formado por quatro cenas, as quais imitam as fases do parto. Os diferentes estímulos são trocados mais ou menos a cada 10 minutos (tempo máximo), de acordo com a cena do psicodrama. A divisão das cenas possibilita somente algumas referências: as contrações reais foram únicas em cada parto; por isso, é importante atentar para as reações do paciente no psicodrama. Seu corpo "mostra" o que se deve fazer. Quando a fita da lembrança "começa a rodar", observamos o que acontece com o paciente e fazemos menos estímulos externos.

Cenas do psicodrama	Fases do parto real
1. 10 minutos: no útero	No útero
2. 10 minutos: início das contrações (pressão suave sobre todos os pontos de estimulação)	Processo de dilatação Contrações
3. 10 minutos: contrações intensas (pressão adicional na sola dos pés) O colo do útero se dilata aos poucos.	Processo de dilatação Contrações
4. 10 minutos: colo do útero aberto; expulsão gradual até a bacia (empurrões suaves em todos os pontos de estimulação)	Colo do útero aberto
5. Parto: Luz Chega o bebê Som: ar nos pulmões Observar respiração	Parto
6. Trabalho/Integração do vivenciado: Transcrição Integração verbal (análise do *script*, entre outros) *Re-bonding* Harmonização	Pós-parto Período sensível Corte do cordão umbilical

1ª Cena

O paciente deita-se de lado e coloca-se em posição fetal. O paciente é incentivado a imaginar a situação no útero da mãe; ele sente a relação com a mãe. O terapeuta segura a cabeça do paciente com as mãos, com os dedos esticados, fazendo uma pressão suave. A sensação nas mãos é a de estarmos segurando uma criança adormecida. O paciente entra em regressão, sua respiração se modifica, a cabeça fica pesada. É um acontecimento sutil, que exige muita sensibilidade.

Pude perceber, em minha atuação profissional, um número crescente de pacientes que, já nessa fase, apresentavam distúrbios com a mãe.

2ª Cena

Aqui entra em cena o início das contrações. As mãos do terapeuta permanecem no mesmo lugar de antes. Para imitar as contrações, em intervalos regulares, os ajudantes fazem uma pressão suave (de 30 segundos de duração), cessando em seguida. Na fase real do parto as contrações são regulares, mas o feto ainda não se movimenta. O colo do útero ainda não está dilatado.

3ª Cena

As contrações continuam a ser imitadas com uma pressão suave em intervalos de 30 segundos. Depois de um curto período, começa-se a empurrar a sola do pé do paciente. São empurrões muito cuidadosos, em direção à cabeça. O pescoço começa a se esticar. Essa cena imita as contrações que massageiam o bebê. O colo do útero começa a se dilatar gradualmente.

4ª Cena

O estiramento da cabeça do bebê significa que ele chegou ao soalho pélvico. A cabeça aparece e, em seguida, o restante do corpo. O paciente deixa fluir o que sente; está em forte regressão. Há pessoas que nasceram subitamente e mal tomam ciência dessa cena. Por outro lado, nos partos em que a parturiente não empurra seu bebê, mas como que o expele para fora, os relatos são de um acontecimento intenso, porém agradável. Por meio da contínua – suave – ação de empurrar todos os pontos de estimulação, o paciente começa a mover seus ombros e sua respiração se modifica. O terapeuta abre lentamente suas mãos – correspondendo à abertura do soalho pélvico –, e chega o momento do nascimento. Reconhecemos o nascimento também pelo fato de, logo após a "saída", haver um alongamento da caixa torácica (o pulmão se enche de ar e se dilata). O que é freqüentemente acompanhado por um som alto – o chamado grito primal ou grito primordial, segundo Arthur Janov.[5] O grito primal já foi muito descrito, mas não é um acompanhamento necessário do nascimento, como mostrou Frédérick Leboyer.

Desde os partos suaves de Leboyer sabemos que, num parto normal, suave (e com um tratamento suave da "fase sensível" diretamente após o parto), o recém-nascido não dá o grito primal. Ao contrário: ele está quieto, satisfeito e feliz. Por isso sou de opinião diversa da maioria dos terapeutas primais: não é natural e evidente que a vida comece com um grito de dor. Dessa forma, o grito não deve ser forçado no trabalho primal – é possível que, na realidade, o grito primal nem tenha ocorrido. Todo parto é único. Em meu trabalho primário, porém, vivenciei por demais o fato de que muito sofrimento corporal e emocional foi resultado – consciente ou inconsciente – de uma gravidez indesejada, bem como de práticas obstétricas mecânicas ou violentas. Ressaltar a importância da prevenção nesses campos nunca é demais.

No psicodrama, a 4ª cena é a mais importante. Os ajudantes param de imitar as contrações, a luz é acesa e as cobertas são retiradas. Observa-se o que está acontecendo. A última cena nos mostra muito sobre os primeiros minutos da vida recém-nascida. A revivência freqüentemente dramática do parto mostra ao paciente o que aconteceu ali e quais experiências influenciam toda sua vida.

O objetivo desse psicodrama é não só a revivência da situação do parto, mas também descobrir como o nascimento do paciente (que ainda está gravado, em sua fita da lembrança) influencia sua vida atual. Essa a razão de o secretário anotar tudo o que o paciente relata de sua vivência. Aqui achamos seus temas de nascimento, que também definem seus temas de vida. Acontece uma análise do *scrip*.[6] (Trabalho basicamente de maneira Bioenergética, por isso não faço uso da análise do *script* de maneira tão minuciosa, como originalmente.) Os temas que surgiram no dia-a-dia da terapia eram, por um lado: "Estou sozinho / Quero ser tocado / Ninguém está aqui / Preciso ficar sozinho / Estou sufocando / Queria sair, mas não dava / Tinha medo de ficar entalado". E, por outro: "É bom estar aqui / Tudo é tão claro e brilhante".

Depois da revivência da situação do parto e da discussão do *script* (integração verbal), segue-se o trabalho terapêutico propriamente dito: curar os sentimentos dolorosos e, se inexistentes, a recomposição da ligação com a mãe (*re-bonding*) – encena-se o "período de boas-vindas".[7] O papel da pessoa responsável é feito por alguém da equipe ou pelo terapeuta (como alternativa, dou o floral de Bach "Rescue" ou um tratamento bioenergético suave e acalmo o paciente para assegurar-lhe: "agora está tudo em ordem."). A fase de harmonização (ver p. 49), que se segue, é muito importante nesse caso.

É fundamental que o paciente se conscientize do conteúdo de sua fita da lembrança. Assim, o parto não deve ser "embelezado" muito rapidamente. Se o paciente desejar a repetição do psicodrama, é possível encenar uma versão "boa" algumas semanas depois. (Não costumo adotar esse procedimento.)

Utilizo esse método com as seguintes indicações: algumas informações do paciente sobre seu parto (difícil), distúrbios psicossomáticos (asma etc.), em distúrbios severos de contato (incapacidade de relacionamentos, inexistência de vínculos). Por exemplo: na América do Sul, um jovem com distúrbios psicossomáticos veio me consultar. Revivendo o parto, perdeu a consciência. Ao recobrá-la, contou que a mesma coisa havia acontecido na realidade: sua mãe estava amarrada durante o parto e, ao ser deixada sozinha, o bebê caiu de cabeça num balde.

7. Prevenção

A história da infância

Em seu livro *Hört ihr die Kinder wheinem?* (Vocês escutam as crianças chorarem?), Lloyd de Mause expõe a história da infância, isto é, como os adultos agem com as crianças. Vamos a um rápido panorama.

No início, era o suicídio de crianças, o infanticídio. Na Antiguidade, o pai tinha direito de matar mãe e filhos. Até 400 d.C., na Grécia e em Roma, tanto nas leis quanto na opinião popular, a morte de crianças não era considerada ilegal. Um homem podia fazer o que bem entendesse com seus filhos. Na Idade Média, o abandono dos filhos era permitido, bem como sua entrega a pais adotivos ou a amas. Na Renascença, imaginava-se que a criança era um pedaço de cera que primeiramente deveria ser moldado. No princípio da Idade Moderna (século XVIII), era comum obter o controle total das necessidades e desejos de uma criança; ameaças e sentimentos de culpa pela "maldade" traziam obediência imediata. Mais tarde (século XIX até a metade do século XX), reina a concepção de que as crianças precisam ser levadas ao caminho correto, adaptadas e sociabilizadas. Apenas na metade do século XX aparece a noção de que os filhos sabem, melhor do que os pais, do que precisam, e que não devemos discipliná-los, mas apoiá-los. No presente, encontramos vários modos típicos de agir, que tanto são específicos a determinado país e classe social quanto relíquias de épocas passadas da evolução da humanidade.

Em muitos países, o Estado obriga as mães a deixar os filhos em creches. Mas as próprias mulheres devem decidir se querem ou não ficar com seus filhos. A decisão de ficar com as crianças deve ser acompanhada pela sua exeqüibilidade, pois esse é um trabalho em prol da humanidade. Se a mãe quer ficar em casa com o filho, deveria receber por esse trabalho, a fim de não ser obrigada a ir atrás de um salário. O que observo, hoje em dia, é agitação e inquietude. As mães passam o dia correndo. Chega a babá, pois não há vagas suficientes em pré-escolas e creches. As crianças estão solitárias. Também cresci assim. Minha mãe era médica e eu sempre estava com alguém, menos com ela. Creio que qualquer sociedade poderia se permitir pagar à mulher para criar seu filho em vez de gastar dinheiro com armas. Isso deveria ser válido para os primeiros três anos de vida. (Soube que na Suécia há uma regulamentação para que a mãe ou o pai possam tirar férias remuneradas por nove meses. Acho isso maravilhoso.) O ideal seriam dois filhos por família, não mais, na tentativa de se evitar uma possível catástrofe.

Particularmente traumática é a separação precoce de mãe e filho. Na década de 1970, assisti a um vídeo russo: logo depois do parto, era rotina o bebê ser entregue aos médicos, a mãe nem o via – ele era cidadão do Estado; ou melhor, possessão do Estado. Nas nações onde as mães são obrigadas a trabalhar, como na China, há creches nas fábricas e elas podem amamentar durante o expediente. Quero citar também São Paulo, onde a brutalidade consiste não só nas pessoas morrendo de fome, mas também nas crianças, mesmo as mais pequenas, que precisam ser deixadas sozinhas. Os baixos salários obrigam pai e mãe a trabalhar fora. Mesmo trabalhando cem horas por semana, não conseguem alimentar adequadamente sua família – uma catástrofe, ainda mais quando se sabe que na América do Sul há uma elite muito rica. Muitas crianças morrem de fome, de sede, queimadas, porque foram deixadas sozinhas. Presenciei o mesmo em Bogotá: numa ala de um hospital havia 29 crianças esfomeadas. Algumas poucas eram alimentadas com práticas médicas modernas, intensivas, e chamadas de volta à vida. Retornavam às favelas, sem comida, sem qualquer tipo de cuidados médicos. Não havia clínicas infantis nem um sistema de seguridade social, mas armas. No momento em que a humanidade começar a direcionar sua energia à vida, em vez de para as armas, muita coisa pode melhorar.

• A solidão das crianças

Crianças freqüentemente são abandonadas, sentem-se solitárias e tristes. Leon Tólstoi descreveu lindamente em seu livro *Kindheit, Knabenalter, Jüngligsjahre* o que acontece com um garoto que sempre viveu entre mulheres e depois entra no mundo dos homens, o que também é uma forma de violência. Ele precisa perder seus sentimentos femininos, suaves. Ele fica "durão", ou seja, forte. Precisa tornar-se um homem. Ainda hoje as mulheres mais velhas aconselham: "Deixe o bebê sozinho no quarto, não reaja quando ele chorar, senão você vai mimá-lo". Ou: "Você vai estragar seu filho se lhe der tanta atenção". Minha intenção foi, e sempre será, a de mudar essa percepção no mundo inteiro.

A prática da solidão vai além da época em que a criança é pequena. Na Alemanha, e suas muitas famílias mononucleares, existem, por exemplo, as chamadas "crianças com chave". Elas portam a chave de casa, pois estão totalmente sozinhas em casa e freqüentemente isoladas. Isso produz uma frieza, tanto no corpo quanto nos relacionamentos. Ser frio significa "falta de contato" (Wilhelm Reich), uma diminuição do campo energético. As interações entre pais e filhos referem-se a seus respectivos campos energéticos. O contato corporal é importante, o que significa que devemos amamentar os filhos e carregá-los junto ao corpo. Quando se aceita isso, muita coisa pode mudar, pois as pessoas não serão mais tão frias. Ter filhos poderia ser vivido como grande alegria e aventura.

• Castigo e repressão

Até hoje as crianças são castigadas com surras. O pai que castiga considera-se um Deus – uma criatura assustadoramente sádica, eu diria, neochauvinista. Ele se considera responsável pela saúde emocional de seus filhos e, por essa razão, achava indispensável surrá-los todos os dias, "porque senão eles não se comportariam mais".

Dois exemplos: Num *workshop* na Áustria, uma mulher lembrou-se de estar deitada no chão e seu pai pisoteá-la e arrastá-la. Antigamente, na Austrália, todo diretor de escola tinha o direito de punir os alunos com um pedaço de madeira, e podiam escolher o tipo de madeira a ser usado. Quando estive em Sidney, há poucos anos, soube de um caso de um americano que tinha ido ao conselho da escola, havia quebrado a madeira e exigido: "Chamem a polícia, quero que vocês me denunciem". O que realmente aconteceu. A partir do final da década de 1970, a situação mudou.

Não é possível dizer quantas pessoas ainda sofrem com essas experiências nos trinta países em que atuo com a Bioenergética. Pensem em quem de vocês já recebeu uma surra – não estou falando de um tapa, mas de uma surra de verdade – e quem de vocês bate nos filhos. Eu não quero denunciá-los; se vocês estão lendo este livro é porque não querem mais continuar surrando seus filhos.

Na América do Sul, os pais muitas vezes delegam a surra aos filhos mais velhos. A cena transcorre assim: enquanto o pai trabalha, a mãe incumbe o filho mais velho (ela provavelmente tem muitos filhos) de cuidar dos menores. Ele é um "bom menino" se seguir o que lhe foi dito. Ele bate pelo pai ausente. Isso tem um resultado negativo para sua psique. Há uma escala na América do Sul: papai, mamãe, o filho mais velho e, depois do filho mais novo, vêm os bichos. O cachorro leva a surra por último. Por isso os cachorros apanham tanto. Também ocorre de todos os irmãos serem surrados quando apenas uma criança aprontou alguma coisa. Ficam então em fila e os bumbuns esperam pelo castigo.

Na Austrália, escutei o seguinte: o pai chega bêbado do bar, o filho se esconde debaixo da cama e fica quieto como um rato, não se mexe. Ficar quieto, não dar nem um pio, não se mexer é o mandamento interno. Há um outro caso de que soube por meio de um austríaco que foi para a Índia estudar o zen-budismo. Ele queria permanecer lá por três anos, mas voltou logo, pois o mestre zen batia nos outros monges, surrava-os quase até a morte por causa de masturbação. Esse é um sadismo oriundo das regras dos monges e, dessa forma, por eles sancionado. Um último exemplo: os abusos sexuais são mais freqüentes do que se imaginava até então, pois as vítimas não "gritam". Elas estão sob o ditado: "Fique quieta ou morre". A proibição de gritar bloqueia totalmente a laringe. Em crianças surradas e abusadas, organizam-se novamente estruturas repletas de vulgaridade e crueldade. São conhecidas diversas cerimônias iniciatórias em internatos. Em Queensland (Austrália), ouvi falar de uma espécie de corredor polonês num internato (as escolas australianas imitam as escolas britânicas do século XIX). Os alunos colocam um pedaço de sabão dentro de uma meia, formam duas filas na frente de suas camas e obrigam o novato a percorrer o corredor para cá e para lá. Batem tanto com as meias até que ele desmonte. Isso ia tão longe que alguns alunos chegaram a morrer.

No meu trabalho terapêutico com pais que batem, faço com que eles se lembrem da dor que lhes foi imputada na infância para repeti-la e trabalhá-la. Apenas a partir desse momento crescem as chances de os pais mudarem seu "programa de vida" com os próprios filhos.

A prevenção pré-natal

Quando começa a vida? Antigamente, achava-se que a criança recebia sua alma no nascimento. Hoje sabemos que a alma está viva desde a concepção. Ela vive no corpo. O feto sente se seu "ninho" é quente e protetor, se há falta de energia. Pelas imagens do ultra-som, sabemos que é um ser que reage. Agora também sabemos que o feto, embora não tenha seu sistema nervoso totalmente desenvolvido, pode ter consciência de muita coisa. Inclusive dos sons. Alfred Tomatis, médico francês, descobriu que a audição começa a partir da oitava semana de gestação.

Os sons no útero durante o parto foram gravados por meio de um microfone esterilizado. Era possível distinguir a conversa entre a mãe, o médico e a parteira, mais tarde uma sinfonia de Beethoven e, ao mesmo tempo, ruídos no corpo da mãe. A Sociedade Internacional para a Medicina e Psicologia Pré e Perinatal faz relatos de resultados de pesquisas e de experiências nas quais embriões de ratos ouviram determinadas músicas. Depois do nascimento, os ratos iam em direção a essa música, embora houvesse dois caminhos no labirinto.

Nas minhas sessões de revivências do parto, pude observar movimentos e estados provenientes da época fetal. Lembro-me de uma mulher que teve um ataque de raiva fetal, acompanhado por movimentos bruscos das pernas e empurrões irados. Mais tarde, a mulher me disse que seu pai batera em sua mãe durante a gravidez. O bebê também tinha vivenciado o fato. Às vezes as pessoas berram de raiva; porém, a raiva das pessoas não nascidas é diferente: os movimentos não vêm como ondas da cabeça aos pés (como na onda respiratória), mas acontecem de maneira brusca e como solavancos, a partir do diafragma. (No orgasmo, por sua vez, o corpo movimenta-se como uma onda, pelve e tórax se juntam. Wilhem Reich chamou isso de nosso movimento primitivo ou o reflexo do orgasmo. Uma imagem possível é a de uma água-viva que nada pelo oceano e está pulsando.) Também o rosto pode mostrar uma expressão fetal, dificilmente traduzida em palavras.

Pude também observar pessoas que, nessas sessões, começavam a soluçar e a urinar ao mesmo tempo. Nas sessões, às vezes, dou alguma coisa para ser segurada, como um xale, pois o feto não apenas suga como também se segura no cordão umbilical. No vídeo "O feto que reage à amniocentese", apresentado em 1992 num congresso para obstetras e auxiliares na Áustria, pudemos acompanhar pelo ultra-som como o feto reagia muito nervoso e se retraía quando uma agulha era inserida na placenta. Essas convulsões surgem na raiva ou no susto. E, em vez de gritar, como as pessoas nascidas fazem, os fetos freqüentemente engolem o líquido amniótico.

Durante uma massagem de metamorfose aplicada numa mulher cheia de medos, ela falou repentinamente: "Quero engolir". E começou a engolir. Como imaginei que ela estivesse tendo uma reação fetal, rapidamente lhe ofereci o forro de um casaco para segurar. Em seguida, ela se disse muito incomodada, mas tinha necessidade de urinar naquele momento. Protegi-a e encorajei-a a eliminar a urina e, para ela, esse foi um acontecimento muito bonito e libertador.

Muitas pessoas imaginam que o feto só vivencia o que a mãe vivencia. Errado. Como acabamos de ver, ele também reage de maneira autônoma.

A prevenção no parto e nos primeiros meses

Jovens parteiras deveriam poder aprender como possibilitar partos naturais.

Gostaria de dar um exemplo: encontrei em Kiel (Alemanha) uma parteira que também era professora de ioga. No parto de seu terceiro filho, que foi muito rápido, ela estava totalmente sozinha. Foi quando descobriu algo importante: agachou-se, apoiada numa parede, e "expirou" o bebê. Ela colocou sua própria mão, limpa, sobre a cabecinha do bebê e pôde sentir o tanto de pressão de que ele precisava. E ninguém estava falando: "Força, força, força...". Ela sentiu isso sozinha. A partir daí, essa mulher ensina o procedimento a todas as suas alunas do curso para parteiras. Elas defendem a postura de que a mãe mesma deve segurar o bebê na expulsão. O ponto crucial era: agachar-se, relaxar e sentir a cabecinha do bebê com a mão, "expirar" o bebê, segurá-lo e levá-lo até um pano limpo: "ahhh".

Existe uma diferença de temperatura entre o útero da mãe e o mundo exterior. Já que "fora" não é tão quente, os bebês esfriam rapidamente. Por essa razão é preciso colocar um cobertor aquecido sobre a mãe e o filho e dispor de um ambiente bem aquecido. O "momento das boas-vindas" depois do parto (de uma hora a uma hora e meia) é psicologicamente significativo; é o momento em que se dá o conhecimento mútuo. Os procedimentos hospitalares são perturbadores: pesar, medir, banhar, limpar, pôr fralda, vestir etc. Muitos médicos acham – e essa é uma das tais concepções errôneas – que pelo fato de os bebês estarem acostumados ao calor das mães, precisam ser afastados delas e colocados num lugar quente (às vezes, até por 12 horas). O que acontece é justamente o contrário: o primeiro lugar para se aquecer é o corpo da mãe, quando ela está radiante, quando ela possui um campo energético. Nossa tarefa é ajudar as mães a se impor. Se, por qualquer motivo, elas estiverem em estado de choque, esfriarem, não apresentarem um campo energético, talvez esgotadas e tremendo, precisamos aquecê-las. É possível arranjar, por exemplo, bolsas térmicas ou instalar lâmpadas aquecedoras, para que nem ela nem o bebê se esfriem. Em cesarianas, durante a anestesia da mãe, o pai pode segurar o filho, dar-lhe as boas-vindas e banhá-lo.

Em Oberpullendorf, na Áustria, existia uma clínica geral onde ocorriam belos nascimentos. As mulheres vinham das aldeias do Burgerland. Eu gostava de estar por lá. Havia uma pequena banheira ao lado da mãe, e o pai podia banhar o bebê perto dela, mas apenas se os pais assim o desejassem. Nada era imposto, não havia um imperativo.

Rotinas mal-entendidas, mesmo em partos naturais, atrapalham as boas-vindas. Certa vez, observei uma parteira que logo depois do parto saía para buscar uma banheira. Ela deixava a mãe sozinha, num momento em que deveria estar observando com muito cuidado o estado da mulher antes da expulsão da placenta, e apoiá-la.

Naturalmente, o pai também faz parte do parto. Foi uma luta permitir aos pais (que assim o quisessem) participar do parto. Infelizmente existem tantas mães solteiras, e o pai não participa do parto. O doutor Robert A. Bradley, do Colorado, escreveu um livro sobre os partos dirigidos por pais (ver Bibliografia, p. 140). Em vez de uma acompanhante mulher, é o marido quem apóia a mulher durante o parto. Os homens podem fazer de tudo pelos bebês, menos amamentá-los. Um conselho para eles, enquanto os bebês são bem pequenos e há leite em profusão: coletem o leite (com a bombinha) e o armazenem em potes esterilizados no congelador. Quando chegar a hora de um descanso imprescindível para a mãe, o pai pode alimentar o bebê. Isso ajuda muito e é mais fácil no começo, quando há mais leite sendo produzido do que a quantidade de que o bebê precisa.

Em partos realizados em casa ou em maternidades, os irmãos também podem estar presentes. Mas eu nunca obrigaria uma criança a assistir um parto. Apenas deixaria a possibilidade em aberto, diminuindo seu ciúme – a mãe não foi simplesmente embora e voltou com um novo bebê. Assistir não traumatiza. Crianças mais velhas, a partir dos seis anos, mostram-se muito interessadas. Conheço estudos e tenho fotos de uma criança que acompanhou o parto de maneira interessada e alegre; ela não me pareceu assustada. Talvez devêssemos dizer de antemão à criança que ela verá um pouco de sangue e lhe mostrar algumas fotos de partos, para que esteja mais bem preparada. Crianças trabalham esse tipo de acontecimento muito bem. Um adulto também deveria estar presente, para acompanhar a criança caso ela quisesse sair da sala e ir brincar. Partos acontecem, com freqüência, durante a noite. Nesses casos, eu não acordaria a criança que está dormindo. Deve-se manter uma postura muito flexível nisso tudo. O mais importante é a possibilidade de o parto transformar-se num acontecimento da família, não num dogma.

• A amamentação

Existem os pirulitos e nós somos fumantes. Precisamos estar sempre com algo na boca – resultado de uma privação oral.

O importante é desenvolver uma sensibilidade, uma responsabilidade natural sobre as necessidades da mãe e do filho. A amamentação é um processo muito individual entre essas duas pessoas, e não existem regras, apenas ajuda e apoio. Por outro lado, pude observar crianças que foram amamentadas até os cinco anos, o que é desnecessário. A mulher também deveria parar de amamentar no momento em que engravidasse novamente, pois seu corpo precisa de um descanso para reservas suficientes para o novo bebê. Sou contra amamentar duas crianças ao mesmo tempo.

Amamentar é mais do que alimentar. Essa verdade é confirmada em todos os mamíferos no início de suas vidas. Toda gata ou cadela têm seus filhotinhos presos "no peito". Eles ficam muito tempo deitados com suas mães e dormem ali também. Os bebês também deveriam poder fazer isso. Os seios, entretanto, deveriam receber alguma preparação para não ficarem machucados. É possível espalhar um pouco do leite sobre o bico; rachaduras podem ser tratadas ao ar livre ou com o calor de uma lâmpada. A posição do bebê durante a amamentação é importante. Ele deve encostar sua barriga na da mãe e estar deitado suficientemente alto, para que o bico do seio alcance a parte superior da sua boca. E deve haver tempo disponível. Regras como "cinco minutos de um lado, cinco de outro" são arbitrárias e desrespeitam o ritmo do bebê.

Hoje, as mães podem informar-se com as associações de defesa da amamentação natural, que lhes fornecerão mais detalhes desse jogo a dois. Estudos científicos sobre os intervalos entre as mamadas já estão disponíveis. Um bebê que mama de acordo com as suas necessidades desenvolve paulatinamente, em geral, um ritmo de quatro horas, que vai se espaçando cada vez mais até dormir a noite inteira. O que significa que a amamentação guiada pelo relógio, estritamente a cada quatro horas, prejudica o processo de auto-regulação. Muitas pessoas foram alimentadas dessa forma. Parecia normal deixar o bebê esperando, chorando, quando o intervalo de quatro horas ainda não tinha sido cumprido.

Durante um debate, uma mãe perguntou minha opinião sobre a hipótese de se restringir a amamentação, pois o leite materno estaria muito contaminado com toxinas e as crianças poderiam ser prejudicadas. Acho isso uma bobagem. Devemos, sim, nos alimentar bem, viver de maneira saudável e criativa. A mulher deve consumir alimentos sem agrotóxicos, pois dessa forma estaria estimulando os agricultores orgânicos e não aqueles que usam "veneno", produtos químicos e hormônios. Nós nos encontramos no patamar superior da cadeia alimentar. Nossos alimentos são muito manipulados, por isso, devemos consumir alimentos simples, como verduras da própria horta (se possível), evitando as comidas prontas, carne e peixe. Talvez devêssemos procurar caminhos alternativos para a imunização contra as doenças.

De qualquer forma, considero o leite materno, contaminado, ainda melhor do que certos alimentos "mortos" para fazer misturas ou o leite de vaca. Sou pela amamentação, que é o alimento "vivo". Observei o leite materno no microscópio. Ele é radiante e brilha, ele vive, enquanto o leite artificial parece preto, está morto. O leite materno contém substâncias imunizantes. O carregamento orgonômico contribui para a imunidade. O leite materno tem seu significado único em razão da energia vital que a criança recebe.

Educação sem obrigações – educação para a auto-regulação

Todas as pessoas sobre a Terra têm condições de aprender que há outros caminhos além da educação autoritária. Creio que a humanidade seria mais pacífica se não obrigássemos a criança a certas tarefas, mas a inseríssemos nas decisões e a deixássemos crescer prioritariamente com decisões próprias. Uma certa disciplina é necessária, e isso é possível à medida que a proibição é acompanhada por uma explicação simples. Crianças tratadas dessa maneira aprendem rápido e não carregam todas essas mensagens negativas como: Você não vale nada, Você é apenas uma criança. Essas crianças são aplicadas, pacíficas e se dão bem com todo o mundo. Adaptam-se com facilidade e não são competidores ferrenhos. Vivem com o mundo e não contra ele, são pequenas personalidades. São claras, sabem o que sentem.

• Disciplina

Nós, adultos, queremos ter certa disciplina em casa. Por exemplo, com horários predeterminados para as refeições; a família sabe quando pode se encontrar. Mas seria um erro fazer questão absoluta de certos horários. Freqüentemente pais de crianças pequenas me perguntam como impor limites. Por exemplo, a mãe de um garoto de quatro anos queria saber como deixar claro para seu filho que ela tinha direito a tempo, espaço e relacionamento com outras pessoas, pois ele não aceitava esse direito e, sob todas as circunstâncias, queria ser o primeiro; nenhum argumento contrário o sensibilizava. Eu diria o seguinte ao menino: "Olhe, preciso de um pouco de tempo. Venha cá, me diga quem você mais gosta que cuide de você". Então, essa pessoa entreteria a criança, da maneira que ela gostasse. Sou contra os pais que se tornam escravos de seus filhos. Deveria haver uma "democracia" nos relacionamentos, e é possível explicar isso de maneira simples à criança. Os pais devem saber do que os filhos gostam e com quem gostam de estar; não devem impor-lhes babás indesejadas.

Jovens pais deveriam se encontrar e discutir entre si seus problemas. A educação para a auto-regulação não é um pensamento novo, mas existem obstáculos dentro de nós, principalmente porque nossa estrutura ainda é antiga. Estou me referindo à estrutura surgida na educação por obrigação convencional. Vivemos numa fase de mudanças: Wilhelm Reich disse claramente que ela duraria algumas gerações.

Dizem que os esquimós acham que a alma de um adulto se incorpora numa criança. Por isso, eles tratam seus filhos com grande respeito. Minha opinião: uma grande alma mora num corpo pequeno. Temos de tratar essa criança bem, explicar tudo o que ela pergunta com curiosidade, alimentá-la, e também temos a responsabilidade por sua segurança. Deveríamos dizer "não" às vezes; um tapa também é possível, em situações perigosas. Assim a coisa funciona, e daí surge o que chamo de "democracia" na família, em que todos têm direitos iguais. Paul Ritter apresentou uma sugestão prática: organizar grupos de encontros para discutir problemas da família. Entretanto, acho que é exigir demais de uma criança fazê-la decidir tudo. Quando a mãe pergunta: "Você quer isto, você quer aquilo?", a coisa toma dimensões absurdas. A criança deve ter o direito de escolher, mas às vezes a escolha pode ser complicada demais ou requerer muito tempo. Quando se tem pressa ou um horário a cumprir, é preciso simplesmente vestir a criança e levá-la, em vez de esperar até que ela esteja pronta.

• A alimentação

Já me referi, no início, à amamentação, nas páginas 106-7. Gostaria de citar novamente o casal Jean e Paul Ritter, que pesquisaram cientificamente a amamentação e mediram os intervalos entre cada mamada. Eles descobriram que a auto-regulação do bebê leva-o a estabelecer, por si, intervalos regulares de quatro horas entre as mamadas e, aos poucos, dormir a noite inteira. Crianças maiores precisam ser alimentadas em horários determinados, pois a auto-regulação só é possível quando a rotina da casa funciona – mas nada de imposição. Crianças não deveriam passar fome. Minha filha tinha ataques de fúria quando eu atrasava a refeição. Ela ficava tão irritada que, primeiro, eu tinha de "esfriá-la" na banheira antes de comer. Refeições às 7h30, 12h30 e 18h, com pequenos lanches nos intervalos, era o ideal para ela. Ouvi muitas histórias sobre refeições forçadas: as crianças precisavam ficar sentadas até esvaziar o prato, ou a comida lhes seria requentada novamente. Ou recebiam bofetadas quando não comiam. Há estudos que mostram que se as crianças tiverem como opção alimentos bons, naturais, ricos, biológicos, logo elas mesmas escolherão o que comer, estarão saudavelmente alimentadas e não apresentarão distúrbios alimentares.

• Sobre carregar o bebê

Muitas vezes me perguntam se carregar o recém-nascido junto ao corpo machuca a coluna vertebral dele. Respondo, convicta: não. Cangurus de pano não fazem mal ao bebê. Ao contrário, vejo alguns inconvenientes em deixá-los muito tempo na cama, como os prematuros, que são apenas virados de um lado para o outro, feito panquecas. Isso pode fazer com que eles cheguem à idade adulta com o peito achatado. Jean Liedloff descreveu como essas lembranças precoces determinam a vida do adulto. Numa terapia, encontrei uma mulher com esse tipo de deformidade. Perguntei-lhe se tinha ficado muito tempo na cama, e descobri que tinha sido prematura. Na criança que é carregada, o peso fica no bumbum em geral e o peito fica mais livre para respirar. Mas é importante aprender a usar o canguru de forma correta.

• A massagem de bebês

A massagem de bebês foi minuciosamente explicada nas pp. 53 e ss. Por isso gostaria apenas de ressaltar, mais uma vez, que é uma vantagem para os pais saber aplicá-la. É necessário aprendê-la primeiramente em nós mesmos; assim, devemos saber aplicá-la e recebê-la. Isso faz com que percebamos melhor, em nós mesmos, seu resultado, o relaxamento, a expansão, a ligação com o outro – uma sensação boa, maravilhosa. Quando massageamos o bebê, ele pára de chorar ininterruptamente e dorme melhor.

• Tirar a fralda

Em geral, a auto-regulação se choca com a prática de tirar a fralda, principalmente em países "limpos" como Holanda, Bélgica, Alemanha, Áustria e Suíça. Continuo escutando histórias mais ou menos assim na terapia: "Você precisa usar o penico. Você vai ficar aí até fazer alguma coisa". Ou histórias de bebês que foram amarrados ou de mães orgulhosas que diziam que o bebê tinha aprendido, com três ou quatro meses, a sentar no penico e, ato reflexo, liberar xixi ou cocô. Ou as crianças que recebiam muitos enemas porque a mãe achava que as fezes não tinham sido totalmente eliminadas. Isso é muito dramático e invasivo. Apenas vez ou outra um enema é necessário, do contrário desenvolvem-se sérias complicações!

A fralda começa a ser tirada normalmente junto com o início da época dos "por quês?" (entre dois e três anos). Em geral, a criança está interessada no penico. Ela deveria receber um para brincar, para olhar dentro dele, para experimentar. A criança também quer observar como os adultos fazem xixi e acaba descobrindo: xixi se faz no banheiro. Talvez ela queira brincar com o cocô. Não sei dizer se se deve deixar ou não. Se a pessoa não quiser deixar, pode dizer que é sujo. Mas a criança não deve ser distraída com brinquedos, e sim informada: "Isso é um excremento. Primeiro a comida entra dentro de você e, quando sai, fica assim". Dessa maneira, a criança pequena terá uma explicação simples.

É importante não criticar a criança por molhar as calças, mas elogiá-la ao conseguir usar o penico: "Que bom, você já está percebendo quando precisa fazer xixi. Estou muito orgulhosa de você". Essa percepção se desenvolve sozinha, mas aos poucos. As crianças pequenas ficam muito orgulhosas disso e também de falar que precisam do penico ou do banheiro. Então: escutar a criança e incentivá-la, dar-lhe um penico e dar-lhe informações, participar. Esse é o pensamento principal.

• A raiva

O que fazer quando as crianças estão com raiva ou chorando enraivecidas? Minha resposta: transforme o choro numa brincadeira, pois elas precisam de ajuda. Por exemplo, arranje uma sacola. Comprei diversas sacolas para as crianças, sacolas bem grandes, e enchi-as com bolas, e as pendurei em lugares acessíveis. "Vamos lutar boxe, você vai poder descarregar sua raiva". Eu permitiria essa raiva. As crianças também podem bater em almofadas com raquetes de tênis. "Bem, você está bravo com a mamãe, bata, bata, bata, mas não se machuque nem machuque outras pessoas. Diga para mim: 'Você é má!' Ponha para fora o que você está sentindo."

A massagem de bebês, se aplicada realmente desde a época de bebê, solta os músculos da birra, das costas – aí é que mora a raiva – que geralmente estão muito tensionados. Descobri, também, que o melhor é um banho, ou seja, o contato com a água no momento de uma birra (estado de raiva). Coloca-se a criança na banheira e a energia vital em excesso vai para a água.

Há fases em que as crianças têm muita raiva. Mas também deveríamos descobrir o que faz com que elas fiquem tão enraivecidas. Muitas vezes, a criança quer apenas ter os pais por perto, quer dominá-los e não consegue. Por exemplo, quando os pais têm de sair e a criança precisa ficar em casa, ela pode ficar com raiva. Um primeiro passo é permitir, sem sentimentos de culpa, que a criança grite, tenha algo para socar, a fim de descarregar sua energia; os pais deveriam agüentar isso. A criança não está se machucando, não estamos sendo duros.

• Sexualidade

Hoje em dia as coisas estão um pouco diferentes do que nos tempos de Wilhelm Reich. Dizemos preferencialmente a verdade e damos aos jovens a possibilidade de evitar uma gravidez indesejada. Sou a favor de cursos em escolas em que os jovens aprendam sobre o nascimento e a vida a partir de imagens e explicações. Observei muito a sexualidade infantil, muito reprimida no passado. Quando estão mamando, alguns bebês, por exemplo, apresentam orgasmo oral com um clímax de terror, seguido de relaxamento – nos meninos é possível verificar isso pela ereção do pênis –, como já descrito por Wilhelm Reich ("amamentação prazerosa"). Se ignorarmos esse fato e o de que quando um bebê mama no peito sua mãe também sente vibrações agradáveis na bacia, ela ficará muito surpresa com o bebê e consigo mesma e vai querer não sentir ou se envergonhará da sensação.

O que fazer com os filhos, quando os pais querem manter relações sexuais? Essa é uma pergunta prática. No caso de pais que dividem o quarto com os filhos, sou favorável a uma mudança de ambiente, principalmente se as crianças forem maiores de um ano e meio. Depois dessa época, pais e filhos deveriam ter quartos separados. Isso seria o ideal. Considero um exagero e um equívoco deixar a criança assistir ao ato sexual porque se quer dar a ela uma educação "liberal". Se a criança acordar e assistir à cena, é possível transformá-la em motivo de risadas e minimizar sua importância. Soube de casos na Austrália em que as crianças eram acordadas para assistir à sexualidade de seus pais. Creio que o sexo é um acontecimento privado e bonito dos pais e seria melhor que os filhos não fossem espectadores.

Os pais precisam, vez ou outra, passar uma noite juntos num hotel ou em outro lugar qualquer. O filho dorme em casa, amigos e conhecidos tomam conta dele. Isso faz muito bem ao relacionamento. Quando todos se amam, não há motivos para ciúmes. Eu brincaria com as bonecas: "Mamãe e papai precisam ficar sós. Você pode ficar sossegado, vai vir uma pessoa legal, de que você gosta".

• A cama da família

Devemos lidar de maneira cuidadosa com a sexualidade dos pais, principalmente em relação à cama da família. Muitos distúrbios do sono se resolvem quando os pais trazem seus filhos para a cama do casal. Mas a sexualidade deveria acontecer em outro lugar. Se possível, as crianças deveriam possuir um quarto próprio e, ao lado, pode haver uma cama da família, onde elas poderiam adormecer. Normalmente, as crianças dormem profundamente. Em geral, precisam apenas de alguém por perto para adormecer. Cantar, embalar, balançar, algum ritual que se repita sempre, ajuda na hora de adormecer. E em seguida os pais podem trocar de quarto.

• O papel do pai

O significado do pai no parto e na amamentação já foi salientado à p. 106. As mulheres que me procuram, em geral, criam os filhos sozinhas. Há cada vez menos famílias intactas, e as mulheres cumprem uma jornada dupla: são mães, com todas as responsabilidades inerentes, e ainda trabalham fora. Ainda estamos muito no começo; já é hora de prestar atenção às necessidades das mulheres.

Lewis Mehl, médico americano, escreveu um estudo provando que os homens que acompanharam o parto são mais participativos nos cuidados e na educação de seus filhos. Por isso deveríamos convidar os homens para assistir ao parto. Eles também poderiam participar dos preparativos do pré-natal. Mas existem homens que não querem estar no parto; não deveríamos forçá-los, pois isso também faz parte da auto-regulação. O que também vale em relação àquela mulher que prefere que o marido não esteja presente no parto.

Auxílio para traumas precoces

Sou favorável a que se use a franqueza com as crianças, isto é, por verdades formuladas de maneira simples. Utilizo brincadeiras com bonecas, fazendo um pouco de psicodrama. Se houve, por exemplo, uma complicação no parto, eu faria o seguinte teatrinho para a criança: "Veja, aí estão as bonecas; sabe, quando você nasceu, estava aqui na barriga da sua mãe e não saía. Daí foi preciso ir depressa ao hospital. Lá você foi puxada para fora com este instrumento, que se parece com duas colheres. Era um fórceps. As pessoas ajudaram sua mãe, porque ela não ia conseguir sozinha". Ou: "Quando você nasceu, você estava um pouquinho azul e fria, e os médicos acharam que era melhor você ir para uma caixa especial que iria aquecê-la por um tempo. O nome da caixa é incubadora. Depois, você foi colocada ao lado da cama da sua mãe". (Muitas vezes, o procedimento é diferente. O dr. Michel Odent foi o primeiro a colocar os prematuros (exceto os bebês muito pequeninos, com menos de 500 gramas) ao lado da cama da mãe. Mesmo um parto difícil deveria ser contado à criança, por exemplo: "Mamãe ficou doente, justamente na época em que você deveria nascer. Então, foi preciso fazer uma cesariana. A barriga da mamãe foi cortada. Ela não sentiu nada, pois tinha recebido anestesia. Daí você saiu e era tão pequenino. Colocaram você numa caixa quentinha. Mas em vez de ficar ao lado da mamãe, você foi para o quarto das crianças". É muito importante esclarecer às crianças o que aconteceu com elas, para que elas não tenham de descobrir tudo depois, à custa de muito esforço e com o auxílio de terapia.

Anexo 1

Testemunho de uma parteira

• Johanna Sengschmidt (Viena)

Sem amor, você é no máximo talentosa! Este é o título de um filme sobre parto e o trabalho das parteiras. A frase tem muito a ver com o trabalho de Eva Reich e está se tornando cada vez mais importante no meu trabalho como parteira.

Foi um acontecimento muito especial ter ao meu lado uma mulher com a idade de minha mãe e, ao mesmo tempo, tão diferente dela.

O que nos aproximou? Eu trabalhava no Hospital Oberpullendorf, uma pequena instituição em Burgenland, a uma hora de carro de Viena, e minha casa abrigava um hóspede que procurava o grupo de trabalho "Parto Suave".

Para muitos, tudo começou com a visita de Frédérick Leboyer a Viena, em 1978, e com seu filme *Parto sem violência*. A discussão gerada por esse fato ocasionou não somente a prorrogação do evento, por causa do grande interesse, como também a fundação do grupo de trabalho "Parto Suave".

A hora tinha chegado! E exatamente nesse momento, Eva veio até nós, para corroborar e fortalecer o trabalho pioneiro desse grupo, com suas experiências, reflexões e relatos de outros países. Percebíamos o direito de os bebês serem recepcionados de maneira suave e honrada.

As mulheres descobriam cada vez mais que era um direito seu organizar o parto de seus filhos da maneira que achassem melhor. Mas o conhecimento e a certeza de que essa percepção, que nos parecia perdida, estava correta, ocorreu por intermédio de pessoas com mais experiência de vida, pessoas como Frédérick Leboyer, Michel Odent, Sheila Kitzinger e Eva Reich.

Descobrimos as relações entre o acontecimento da gravidez e parto e o processo da paternidade.

Eva nos ensinou a ficarmos atentas ao acompanhamento de partos, e falou sobre a chance de assim se evitar o encouraçamento de bebês recém-nascidos. Dessa maneira, as crianças não seriam mais vítimas das vítimas, e o círculo neurótico poderia ser interrompido. A defesa dessa idéia tinha-se tornado um dos seus princípios de vida.

Nunca vou me esquecer do meu primeiro encontro com Eva. Nesse meio tempo, 1982, tinha-me tornado parteira e conseguido um bom local de trabalho. Muito curiosa e com imensa vontade de aprender, logo visitei o hospital de Pithiviers, onde Michel Odent trabalhava. Eu estava engajada em aplicar o que sabia até o momento e tinha aprendido por lá. Observava e trabalhava muito. Então assisti a uma palestra de Eva, organizada pelo grupo de trabalho "Parto Suave". Ela falou sobre suas viagens, mostrou *slides* sobre as diversas maneiras de dar à luz, e formulou a pergunta ao auditório: "Quem de vocês foi surrado na infância?", intermeou o trabalho e as observações de seu pai, Wilhelm Reich, relacionou os conceitos de vegetoterapia e polaridade com o parto e relatou suas belas experiências com a massagem para bebês. O tempo da palestra se esgotara – e Eva ainda não tinha terminado sua explanação para futuros pais e parteiras. Depois de um longo dia de trabalho e de uma noite cheia, levei-a para casa. No caminho, ela me falou sobre o que ainda tinha para contar. Eu estava espantada com o que borbulhava dentro dessa pequena mulher de cabelos brancos. Mas a noite ainda não tinha terminado para Eva. Ela percebeu meu rosto pálido e insistiu até que eu lhe contasse sobre minhas insatisfações com as divisões dos turnos de trabalho e a raiva que sentia da supervisora. Em seguida, ela ainda deu uma iniciação prática à Gestalt-terapia. Depois de breves momentos de hesitação, visualizei a supervisora – para quem tinha algumas coisas a dizer – no travesseiro que ela me oferecera e comecei a esmurrá-lo. Ela ainda comentou sobre meu rosto, novamente corado, e fomos dormir.

No trabalho de Eva, admiro sua disposição de também mudar as coisas que não custam nada ou muito pouco. Ela nos mostrou que intervenções precoces podem poupar muitos sofrimentos posteriores.

No espaço do "Serviço de apoio ao parto natural", nova denominação do grupo de trabalho "Parto Suave", Eva ensinava a massagem de bebês para as auxiliares de parto e para as parteiras. Ela nos mostrou que, durante a gravidez, o encouraçamento do corpo está mais macio e, demonstrou, na prática, para mim e para as outras interessadas do meu grupo de preparação, a massagem de bebês numa mulher que estava prestes a dar à luz. A massagem de bebês nos ficou mais familiar, como uma boa alternativa para a dissolução de tensões depois de partos traumáticos ou para crianças inquietas. A massagem feita no bebê pela mãe também pode dar continuidade ao processo do vínculo. Nesse meio tempo, houve uma mudança de paradigma em Viena, talvez não apenas pelo engajamento corajoso e veemente da pediatra Marina Marcovitch, em prol de um relacionamento mais humano e suave com os recém-nascidos. A semente de Eva havia germinado. A massagem de bebês e a osteopatia craniossacral mantiveram sua presença em determinadas alas infantis.

Por seu grande interesse pelas pessoas, por tudo o que é vivo, e pela sua capacidade de encantar, Eva soube me transmitir seu método fácil e direto. Lembro-me de quando pediu, para surpresa da parteira Maria, deitar-se no chão durante o "Congresso Homebirth" para – hoje sei – fazer uma pequena introdução à osteopatia craniossacral.

Eva também foi a primeira a despertar minha curiosidade para os florais de Bach. Numa de suas visitas a Oberpullendorf ofereceu algumas "gotas Rescue" para uma mulher que tinha acabado de dar à luz na água. A mulher relaxou visivelmente e, logo depois, adormeceu.

Ela conseguiu fazer com que as mulheres, depois do parto, ficassem interessadas pela placenta. Ela nos contou sobre suas boas experiências em sua clínica médico-obstétrica no Maine. Nesse meio tempo, um hospital universitário demonstrou interesse em analisar mais detalhadamente a maravilhosa composição da placenta.

Eva montou uma rede de contatos de auxiliares de parto e de parteiras ao redor do mundo. Para algumas parteiras, sua agenda de endereços era uma mina de possíveis contatos em outros países. Partindo de Viena, suas viagens seguiam principalmente para a Hungria, a antiga RDA e a Tchecoslováquia, a fim de realizar seu trabalho pioneiro. Em muitos países, nessa época, mãe e filho eram separados imediatamente após o parto. A presença dos pais no parto não era permitida. Quase todas as mulheres eram submetidas a uma episiotomia, exceto no caso de os bebês serem mais rápidos. A tricotomia e um enema também eram obrigatórios. Pudemos observar como foi difícil e demorado acabar com esses procedimentos que hoje são quase inimagináveis. Procedimentos que, mesmo para nós, há alguns anos, pareciam imutáveis. Eva esforçava-se em mostrar que todas as discussões e as difíceis mudanças eram, também, de jogos de poder sobre a vida e o estar vivo.

Durante a cerimônia de outorga da medalha de honra, de prata, em Viena, em 7 de março de 1991, Eva disse:

"Os delicados inícios da vida são de grande importância. São o fundamento de nosso bem-estar da alma e do corpo. Gostaria de pedir-lhes apoio para esses esforços. Precisamos de paz sobre a Terra – paz que começa no ventre da mãe!".

Obrigada, Eva!

Bioenergética Suave: aplicação prática e modelo para formação de terapeutas

• Richard C. Overly (Asheville, NC, EUA)

Estou muito satisfeito em poder colaborar nesse livro sobre a Bioenergética Suave de Eva Reich. O conceito do núcleo da energia vital, influenciado por trauma e encouraçamento, tornou-se um dos pontos principais do entendimento do meu próprio processo terapêutico. Minhas atividades englobam: um consultório particular para famílias, pacientes individuais e crianças; um programa de treinamento para terapeutas, incluindo teoria e método da Bioenergética Suave; terapia e *workshops* no sudoeste dos EUA; *workshops* espirituais para a cura pelo amor e pelo contato, que se apóiam na mensagem de Jesus e se combinam com as técnicas da Bioenergética Suave; consultorias para empresas sobre o efeito do encouraçamento nas organizações e publicações sobre as teorias e os métodos do trabalho de Eva e sobre minhas próprias experiências.

Conheci Eva Reich e sua Bioenergética Suave em 1985 num programa de treinamento no Shiloah Center, Dayton, Ohio. Nesse *workshop*, fiquei muito impressionado com o jeito suave de Eva trabalhar, comparado a outros tipos de terapia, muito mais invasivas e dolorosas. Também me impressionaram as diferentes reações dos pacientes, bem como o amplo espectro de atuação e aplicação da Bioenergética Suave. Toda sessão de Eva era única, graças à sua presença carinhosa e à maneira suave que tocava os pacientes. Eu nunca conseguia prever a sessão, visto que Eva acompanhava, com maestria, a pessoa e não quaisquer regras. As reações iam desde assumir a posição fetal, passando por choro, até acessos de raiva. Ao final de cada sessão, depois de ter revivido o trauma, ela proporcionava ao paciente um estado de alegria para continuar seguindo a própria vida.

Eva adotava diversas técnicas do mundo terapêutico. Sendo sincero, de início eu achava que muitas dessas técnicas eram curiosas. Eu me perguntava como alguém poderia se lembrar de experiências no útero com a ajuda da metamorfose, e do parto, com o psicodrama, ou como os toques suaves do equilíbrio energético poderiam ter algum efeito. Mas quando observei a atuação de Eva e presenciei as reações dos pacientes (inclusive as minhas), acordaram em mim uma curiosidade e admiração profundas. Por meio desse processo muito suave, as pessoas realmente se lembravam de experiências emocionais e, a partir daí, modificavam suas vidas, o que podia ser verificado pelas mudanças nas reações corporais e nos modelos de vida. Eu estava impressionado e queria aprender e divulgar essa técnica. Minha tarefa era dissolver bloqueios usando toques suaves, para atingir todos os níveis de reações emocionais.

Outro elemento do trabalho de Eva era a inclusão de uma dimensão espiritual na terapia. Nunca tinha visto um terapeuta rezar por uma pessoa. Lembro-me de tê-la ouvido dizer que os efeitos de um trauma às vezes são maiores que o tempo e o raio de ação da terapia e, por isso, a prece era necessária. Esse elemento espiritual contribuiu, principalmente, para o nosso relacionamento profundo e duradouro. Durante nosso primeiro encontro, Eva me perguntou se com o abandono de minha atividade pastoral anterior eu também tinha desistido da fé. Minha negação foi importante para ela, já que ela se tornou cristã a partir de um momento tardio da sua vida, tendo uma visão muito clara da importância da fé e da prece no processo de cura. Saí do primeiro *workshop* com Eva inspirado com novas "ferramentas" terapêuticas, que logo usei no consultório. Ao voltar para Shiloah, seis meses depois, tinha muitas perguntas a fazer a Eva e relatei-lhe minhas experiências, o que muito a alegrou. Nos cinco anos seguintes, participei de seus treinamentos tanto em Shiloah como no Discovery Center, em Kinsman, Ohio. Durante esse período, Eva convidou-me para um cargo de assistente em seus *workshops* e iniciei também meu próprio programa de treinamento. Desde então, mantemos contato por telefone e por carta.

Numa das conversas com ela, discutimos minha história de vida e como a diversidade das experiências na minha formação e na vida contribuíram positivamente para a compreensão do trabalho da Bioenergética Suave. Eva mencionou como sua própria formação, principalmente a médica, influenciou no desenvolvimento de seu diagnóstico e nos seus métodos de treinamento no campo da psicoterapia. As experiências que mais influenciaram meu próprio trabalho foram: experiências anteriores no campo da ciência e da matemática, bem como o trabalho num laboratório de pesquisas, jardinagem, construção civil, atividade docente e comércio. Elas aumentaram minha curiosidade e o desejo por uma aproximação sistemática e lógica à terapia; um bacharelado em artes, no Westminster College, o estudo de psicologia, filosofia e ciências bíblicas, uma graduação "Master of Divinity" no Southern Baptist Theological Seminar, a iniciação como pastor batista e o trabalho pastoral de 1962 a 1971 contribuíram para receber as pessoas no amor e no perdão. Com a formação de terapeuta-massagista no Ohio College of Massotherapie, obtive uma base em anatomia e fisiologia; o treinamento em análise transacional ajudou-me a conseguir uma base na terapia de decisão e na terapia comportamental; a formação em polaridade e Reiki ensinaram-me o significado do toque e da energia no processo de cura. A aplicação e a ampliação dessas experiências formativas foram intensificadas e aprofundadas durante o trabalho no Family Service Warren, Ohio, e em meu consultório particular (desde 1981).

Depois do encontro com Eva, em 1985, meu trabalho terapêutico dirigiu-se para a Bioenergética Suave. Em 1990 comecei a trabalhar no Southeast Institute for Marriage and Family Therapie, em Chapel Hill, Carolina do Norte, e a ministrar um programa de terapia em Bioenergética Suave. Desde 1991 atendo no Centro Americano para Bioenergética Suave, em Asheville, Carolina do Norte.

Minha concepção terapêutica baseia-se na teoria da Bioenergética Suave. Na parte mais interior do nosso ser encontra-se uma energia vital pulsante, que experienciamos como um rio de emoções e de consciências; como reação a um trauma, desenvolvemos uma couraça como proteção à sobrevivência; a couraça não apenas protege, mas também impede o fluxo da energia vital e bloqueia nossas emoções, consciências e amor. No processo terapêutico, reconhecemos a couraça e, à medida que a dissolvemos, atingimos o trauma que a originou. Ao reviver o trauma e as emoções bloqueadas, as decisões de outrora, agora ultrapassadas e possivelmente destrutivas, podem ser novamente tomadas e o fluxo natural da energia vital e nossa capacidade de sentir alegria e amor podem ser reconquistados.

Começo o processo terapêutico com a composição da linha da vida do trauma (nos *workshops* ou em dupla). A finalidade dessa atividade é encontrar as raízes do encouraçamento e desenvolver um plano de tratamento. Concentro-me principalmente nos elementos pré-verbais da história da vida (antes dos dois anos) e nas experiências inconscientes e dissociadas. Isso vai ao encontro do desejo de Eva, de não apenas "descascar" a "cebola", camada por camada, mas também de "arrancar a cebola da terra", para ver suas raízes. Sou sempre surpreendido pelo fato de ser possível, com a ajuda da linha da vida, reconhecer em poucos minutos a raiz do modelo de vida. Um participante de um *workshop* disse: "Em cinco minutos descobri as raízes de dois significativos modelos de vida, que sempre me incomodaram". Reforço constantemente a importância desse instrumento para meus alunos.

No primeiro contato ocupo-me prioritariamente com dois aspectos: o paciente tem caminhos (internos) de fuga abertos e a possibilidade da autocura? Os caminhos abertos de fuga, como suicídio, morte, loucura, precisam ser descartados pelo paciente, no sentido de não serem usados antes da terapia. Caso essas "saídas de emergência" permaneçam abertas e surjam profundas lembranças emocionais, há a possibilidade de o paciente usar o caminho de fuga. Às vezes é necessário dar um tempo para fortalecer a força da autocura do paciente, para que ele possa lidar com as emoções e lembranças que surgem durante a terapia. Em algum momento posterior, ambos os aspectos podem vir a se tornar atuais nas sessões, como resultado dos encouraçamentos modificados. Caso isso ocorra, discuto novamente o tema.

Em seguida, dou prosseguimento ao trabalho com a Bioenergética Suave de Eva (balanço energético), que me oferece um bom quadro das couraças. Esse método pode acelerar o processo da dissolução de um bloqueio e restabelecer o fluxo de energia. Em pacientes que estão dissociados de seu corpo em razão do uso de drogas, abusos ou anestesia, é aconselhável uma aplicação repetida do método. A meu ver, mais de uma aplicação desse método acelera também o processo terapêutico, por meio da rápida ligação dos segmentos do corpo, trazendo consciência a experiências que não seriam acessíveis à lembrança verbal.

Sessões posteriores incluem outros métodos afins da linha da vida do trauma. Utilizo a metamorfose e o psicodrama do nascimento na suspeita de um trauma pré-natal ou do parto para chegar às raízes da couraça e às decisões vitais. Combinando-se esses métodos com a dissolução mais tradicional das couraças, o processo terapêutico é incentivado. Na dissolução segmentada das couraças, começo com o segmento dos olhos (a fim de abrir os olhos), e dos processos cognitivos, para que o paciente possa desviar energia e trabalhar informações e reações emocionais. Em seguida, prossigo com o trabalho corpo abaixo, segmento por segmento. Também trabalho bastante na couraça da musculatura lisa, especialmente naqueles pacientes que aprenderam a engolir suas emoções, influenciando o trato gastrintestinal. Tenho a fama de "terapeuta da cuspida", pois incentivo os pacientes a "cuspir" suas emoções e não a engoli-las. Análise transacional, exercícios de Gestalt, *redecision therapy* e psicodrama são os outros métodos que uso no trabalho com integração e couraça de caráter.

Um campo de atuação especial da Bioenergética Suave é o trabalho com crianças que apresentam distúrbios de comportamento e problemas de aprendizagem. Descobri que as crianças apreciam o contato suave e o efeito do balanço energético, da metamorfose e da massagem de bebês/da borboleta. Creio que as crianças entendem com muita facilidade o conceito do bloqueio. Tive bons resultados com aquelas que sofriam de distúrbios de atenção, hiperatividade e distúrbios de aprendizagem; na seqüência, conseguiram se relacionar melhor com os outros. Além disso, ensino muitos desses métodos aos pais, para poderem apoiar o processo de cura dos filhos. Uma mãe aplicava diariamente a massagem da borboleta/do bebê no seu filho de três anos que tinha problemas de relacionamento e, depois de algumas semanas, observou que o garoto começava a mostrar emoções e a se relacionar. Essa massagem ajudou a reduzir as cólicas em bebês.

O objetivo do meu programa de treinamento é capacitar os alunos com a teoria e o método da Bioenergética Suave, para cada uma de suas especialidades. Esse programa baseia-se no estilo de treinamento de Eva, e suas linhas gerais são as seguintes: aprendizado da teoria e aplicação; observação do seu trabalho com pacientes; terapia pessoal com ela; trabalho com colegas como terapeuta e paciente sob sua supervisão; supervisão de casos escolhidos; assistência em seus *workshops*. Esse estilo de formação revelou-se muito eficaz para mim. Eva nunca desenvolveu um programa específico de formação, mas incentivou outros a disseminarem seus ensinamentos e métodos da sua maneira particular.

Segui o exemplo dela ao desenvolver meu próprio programa, disseminar o método e incentivar outros a usarem-no à sua maneira. Para aqueles que desejam um reconhecimento formal e também para vivenciar e ensinar o trabalho único de Eva, elaborei um curso de formação.

O programa básico é o seguinte: primeiro há a introdução à teoria, com cerca de três a quatro horas de duração. Nesse período, mostro a linha de vida do trauma e a massagem da borboleta/do bebê, de maneira que ambos os instrumentos estão disponíveis ao mesmo tempo. A massagem da borboleta/do bebê é importante para mim uma vez que é única e transmite aos alunos o tipo de toque de que necessitam. Esse método é simples e, mesmo assim, a dissolução dos bloqueios e a reconstituição do fluxo de energia são impressionantes. Incentivo os estudantes a aplicar o método e a disseminá-lo. Se casais aplicassem essa massagem uma vez por semana, creio que haveria menos procura por terapia. Uma enfermeira contou-me que havia ensinado essa massagem a uma mãe cujo filho doente, cheio de dores, não suportava remédios. A massagem ajudou a criança a passar as noites sem os remédios para a dor. Eva sugeriu que eu aplicasse essa massagem em uma mulher que, por ter nascido prematura, tinha o queixo "entrado". Depois de cinco meses de massagem da borboleta/do bebê, aplicada semanalmente, o queixo "veio para a frente". Uma terapeuta contou-me que depois do acidente de carro sofrido pelo filho, aplicou-lhe a massagem da borboleta/do bebê e observou como ele se sentia cada vez melhor, ganhando uma cor de pele mais saudável. Além disso, nos dias seguintes, deixou de sofrer das dores habituais.

A parte avançada do programa de treinamento em Asheville compõe-se de dois semestres por ano (cada semestre tem cinco meses de duração) com um encontro ao mês e dura dois anos, no total. Os encontros são às sextas-feiras à noite e aos sábados. Nas noites de sexta tratamos de teoria avançada ou integradora. Se um aluno apresentar um pedido urgente, ele tem preferência. Alguns exemplos de teoria avançada: a relação entre couraça, anatomia e fisiologia; o papel do terapeuta; potência orgásmica; a teoria do relacionamento. No sábado, trabalha-se com a prática. Numa sessão, trabalho com um aluno, para que os outros possam observar minha técnica. O restante do dia é ocupado com supervisão mútua. Pretende-se que os alunos integrem os princípios da Bioenergética Suave em sua própria vida e trabalhem seus bloqueios. Alunos que trabalham em si mesmos no sentido de manter seu equilíbrio energético e possuem uma base espiritual, são os mais eficazes no trabalho com os outros. Sigo esse princípio também na minha vida, procurando tratamentos fora do âmbito do encontro dos estudantes, para incentivar meu próprio equilíbrio energético e meu crescimento pessoal.

No momento, o final da formação depende de uma avaliação tanto minha quanto dos alunos. As notas orientam-se pela capacidade de entender e explicar a teoria, o conhecimento e a escolha do método mais apropriado e a integração à própria vida.

Alguns aspectos importantes da Bioenergética Suave, confirmados pela minha atuação terapêutica:

1. O encouraçamento é específico para cada pessoa.
2. O encouraçamento é um mecanismo de sobrevivência, que ajuda de maneira positiva a criança a sobreviver, embora possa atrapalhar o crescimento interno do adulto.
3. A dissolução da couraça de maneira suave é mais produtiva e dá mais apoio do que aquela feita com violência.
4. Uma preparação sistemática, no sentido de dissolver os bloqueios, é indispen-

sável para a compreensão do paciente e para sua capacidade de continuar levando sua vida durante a terapia.
5. As raízes dos bloqueios precisam ser encontradas para que o modelo de vida seja alterado.
6. É importante encorajar o paciente a manter os olhos abertos, a fim de que emoções e energias possam ser descarregadas. (A regressão intensifica-se com os olhos fechados.)
7. A auto-regulação do paciente precisa ser apoiada para que nenhum abuso anterior venha a se repetir. O não do paciente ao terapeuta é uma parte importante do processo e deve ser respeitado.
8. Em geral, a sessão deveria oferecer mais espaço ao paciente. Os pacientes conhecem suas dores; o processo terapêutico deveria ensinar alegria. Um bom conselho é ir para casa e brincar.
9. O papel do terapeuta é o de um igual, apenas provido de mais ferramentas. Os pacientes tomam consciência dos bloqueios do terapeuta. Por essa razão, é importante manter-se aberto à realidade.
10. É importante que os terapeutas mantenham-se em terapia por toda a vida e trabalhem em seus próprios bloqueios.

Minhas atividades com a Bioenergética Suave compreendem ainda, além dos programas de terapia e de treinamento já citados, a publicação em áudio da massagem de Eva Reich, a publicação [nos EUA] do livro *Energia Vital pela Bioenergética Suave de Eva Reich*. Balanço energético. Uma exposição prática, ilustrada e teórica do método e da teoria e de outros métodos da Bioenergética Suave, bem como de material de ensino.

Gostaria de reiterar meus agradecimentos a Eva Reich e às pessoas que possibilitaram este livro por tudo o que o trabalho de Eva significa pessoal e profissionalmente para mim. Meus pacientes e meus alunos têm a mesma gratidão para com os efeitos da Bioenergética Suave em suas vidas.

A espiritualidade do toque: a aplicação prática da massagem de bebês segundo Eva Reich

• Silja Wendelstadt-Genghini (Roma)

Uma criança chega ao mundo com um alto potencial de bioenergia pulsante, com o qual se expressa: ondas de excitação são emanadas do corpo do recém-nascido, percorrem o ambiente e fazem outros corpos vibrarem. Dessa forma, o recém-nascido entra em contato com sua mãe e com seu entorno: "tocada", a mãe pode sentir e satisfazer tanto as necessidades do bebê quanto as suas próprias. Sua capacidade de sentir o que o seu recém-nascido precisa depende de quanto consegue absorver das ondas de excitação que ele usa para se expressar. Todas as pessoas que um dia já tiveram um recém-nascido nos braços não se esquecerão nunca desse momento.

Os sentimentos intensos e contrastantes, que fluem pelo corpo da mãe depois do parto, desde carinho até medo, podem ser tão fortes que ela pode ser inundada por eles e ter de abafá-los. Uma compreensão empática por parte de quem está ao seu redor e a massagem suave do recém-nascido, feita pela mãe, podem ajudá-la a aceitar seus sentimentos avassaladores e aceitar o filho, superando mais facilmente o trauma do parto.

Dessa maneira, o potencial bioenergético, biológico, auto-regulador do recém-nascido – com o qual ele se expressa no mundo – pode se desenvolver desde o início na direção de sua total produtividade e plasticidade pulsantes.

A massagem de bebês oferece aos pais a possibilidade de entender e apoiar esse suave processo da livre pulsação Bioenergética. Desse processo depende a saúde auto-reguladora presente e futura da criança.

A massagem faz parte de uma antiga tradição hindu, conhecedora do profundo valor do contato de pele entre mãe e filho. No mundo ocidental, faz pouco que o significado da massagem de bebês foi novamente confirmado cientificamente, e essa massagem vem sendo aplicada também em recém-nascidos de partos difíceis e em prematuros. O resultado de um estudo científico comprovou que recém-nascidos, massageados regularmente por suas mães, têm um desenvolvimento neurológico e mental significativamente melhor do que um grupo de controle de bebês não massageados.

Em primeiro lugar, as mães aprendem comigo a técnica, simples, da massagem para recém-nascidos, desenvolvida por Eva Reich, para depois de alguns exercícios tornarem a "esquecê-la", quando a movimentação das mãos ganha um ritmo natural, num tipo de dança com a energia da criança. Sob os toques suaves, "como a asa de uma borboleta" (Eva Reich), tensões profundas na mãe e no filho podem se dissolver: a energia flui mais livremente e pulsa mais forte; a pele do bebê fica rosada e um calor doce emana das mãos da mãe e do corpo da criança. Para bebês com mais de dois meses, mostro às mães a massagem indiana "shantala", de Frédérick Leboyer.

Em seus *workshops* ao redor do mundo, Eva Reich ressalta com veemência que depois do parto, sob nenhuma hipótese, a mãe deve ser separada do filho, pois ambos estão ligados durante e depois do parto por uma "lei da natureza" bioenergética. Ela alerta sobre as conseqüências de um tratamento insensível da mãe e do filho durante o parto e nas primeiras horas e dias. Essa ligação gera, na mãe, um saber instintivo e, na criança, energia para seu desenvolvimento. A massagem reforça esse contato. Como uma planta bem-cuidada, a criança acariciada tem mais possibilidade de se desenvolver e de crescer.

Na fase simbiótica, quando a mãe e o filho estão ligados da maneira mais profunda, a massagem apresenta, primordialmente, duas funções:

1. A massagem estimula no bebê a função da pulsação bioenergética livre (batimentos do coração, respiração, peristáltica etc.) o que, por sua vez, fortalece o sistema imunológico e a saúde, e aumenta o bem-estar da criança.

2. As sensações agradáveis e as vivências corporais ajudam a criança a se liberar do relacionamento simbiótico com a mãe. As boas sensações que a criança vivencia no corpo transformam-se no núcleo ao redor do qual ela formará sua identidade.

Justamente nos primeiros dias e meses de vida (no "período sensível") é importante alertar a mãe — e também o pai — para sentir o medo que têm do toque, ultrapassá-lo e massagear a criança. Eles podem conhecer a criança a partir do contato de suas mãos, e a criança tocada suavemente pode sentir como sua própria energia flui e como as tensões são dissolvidas: um processo vital rítmico, energético, feito de tensão – carregamento – descarregamento – relaxamento (como Wilhelm Reich o descreveu em *A função do orgasmo*), como na amamentação e na expressão de todas as emoções. A pele da criança necessita de toques. Os toques a carregam energeticamente, ela fica rosada, quente, vibra e um sentimento de bem-estar invade ambos, a criança e a mãe que a massageia, e chega a um ponto máximo. A pele da criança está satisfeita, a excitação vai diminuindo, ela se deita feliz e relaxada nos braços da mãe: "Você me sente, eu o sinto, nós pertencemos um ao outro". Este é um "diálogo primordial" dos viventes: toque e pertencimento – um rio ritmado e energético entre os dois. A palavra "religião" significava, primordialmente, "pertencimento mútuo".

Num "contínuo" de experiências filogenéticas, a criança incentiva sua mãe a responder às suas necessidades, e espera que elas sejam saciadas. A mãe, com aquela infinita e desenvolvida capacidade que tem dentro de si – que chamamos de instinto –, sente a "verdadeira" resposta e se alegra por isso. A mãe satisfaz em si a alegria do filho, que é a sua, e encontra novas respostas para suas expectativas. Estímulos e respostas vão se sucedendo, um vaivém tecido pela alegria de pertencer um ao outro. Esse vínculo dinâmico é *grounding* ("aterramento") e *grace* (aproximadamente, dádiva divina), a estrutura básica do amor. *Grace* vem do grego *charis*, amor curativo. Em hebraico, *grace* significa também útero. *Grace* é a encarnação do amor e da entrega, com a qual a mãe pressente, a partir do seu mais íntimo, as necessidades do filho e as preenche. *Grounding* é um vínculo energético com a mãe, a linha com a qual a criança pode tecer seu próprio eu no mundo.

A massagem de bebês dura cerca de 10 a 20 minutos. As mãos seguem o fluxo da energia, de cima para baixo, pelo qual as tensões podem ser descarregadas. Elas seguem o fluxo de dentro para fora; dessa forma, abrem o campo energético que é composto por vibrações delicadas, que o corpo emite (aura) e que também podem ser captadas por outros corpos.

Idealmente, as mães de um grupo de massagem para bebês já se conhecem anteriormente, do curso pré-natal. Depois da massagem para bebês, elas apreciam o fato de estarem juntas e se alegram com seus filhos um tempo ainda maior (uma ou duas horas, às vezes mais). O que as mulheres contam umas às outras é tão importante quanto os conselhos médicos. Nesse tipo de grupo, tenho a impressão de que o campo energético se estende e se torna mais espesso, quase pulsante. Todos sentem que esse é um momento de especial intensidade. Os bebês não choram, mas prestam atenção, como que maravilhados. Respiram com maior profundidade, seus rostinhos ficam cor-de-rosa, os olhos brilham, e é possível ver o mesmo calor nos rostos e nos movimentos das mães. O ambiente transforma-se numa aura pulsante e se parece com um grande útero que protege a todos com suavidade. Quem adentrar o ambiente nessa hora se sente "num outro mundo". Se essa pessoa, com calma, ficar por lá algum tempo, poderemos ver pelo brilho de seu rosto que absorveu a energia do ambiente.

Sobre esse vínculo único da mãe com a criança pequena e das mães entre si, Daniel Stern escreveu em *Mutter und Kind* (Mãe e filho): "Cada uma dessas mães descobre e desenvolve os passos dessa dança pessoal, única, com seu filho. Essas movimentações especiais e seqüências improvisadas da adaptação mútua são parte de um processo universal, partilhado por todas as mulheres. Ainda não sabemos com certeza quais são os modelos normais de integração entre mãe e filho. Não é possível reduzir o saber de uma mãe a algo que se possa aprender. A adaptação interativa acontece por meio dessas respostas intuitivas e instintivas. O apoio emocional não é obtido por conselhos de especialistas, mas de grupos de mulheres que compartilham das mesmas experiências".

Quais são as melhores condições para que o potencial criador entre mãe e filho não seja obstruído? Sob quais condições essa energia criativa entre mãe e filho pode se desenvolver da melhor maneira possível? É uma pergunta aberta saber se essa atividade espontânea, esse relacionamento sem palavras, pode ser ensinado a mães, pais, assistentes sociais, psicólogos e médicos. De nenhuma maneira pode surgir um novo ideal a respeito do contato bioenergético perfeito. Os mais diversos cientistas da atualidade desse campo chegaram à mesma conclusão de cinqüenta anos atrás, formulada por Wilhelm Reich: "Deixem as mães terem prazer e alegria com seus filhos, e o contato se dará espontaneamente". Isso se tornou o princípio dos meus grupos de massagem para bebês.

Devemos a dois pesquisadores norte-americanos, Marshall H. Klaus e John H. Kennel, o conceito de "período sensível" logo depois do parto. É o período único no qual um intenso vínculo mútuo "privilegiado" se desenvolve entre a criança e os pais. Essa fase tem uma influência profunda sobre toda a família.

Por isso é uma vantagem começar com a massagem para bebês nos três primeiros meses de vida ou, se possível, logo depois do parto. Como a mãe ainda está exausta do parto, pode ser muito cansativo para ela aplicar a massagem no recém-nascido, principalmente se suas primeiras tentativas forem frustradas e ela se sentir insegura. Como uma espécie de "primeiros socorros", essas mulheres recebem, primeiramente, a massagem de bebês nelas mesmas, a fim de fazer com que a sua energia volte a fluir e um sentimento de bem-estar retorne. Aprendem, ainda, que não é possível ter sempre um bom contato com o filho, mas que é importante saber quando perderam esse contato, para poder fazer algo por si e para pedir ajuda. Segundo uma antiga tradição hindu, as mulheres que acabaram de dar à luz são massageadas diariamente, pelo menos durante seis semanas, por mulheres de sua família.

Uma mulher que, quando criança, teve pouco contato com sua mãe, facilmente ficará insegura ao tocar seu filho. Mas o contato corporal que ela recebe por meio da massagem nesse "período sensível" a ajudará não só a soltar suas tensões musculares, para tocar a criança mais suavemente, mas a massagem atingirá também um profundo movimento psicodinâmico, que dissolverá os antigos bloqueios emocionais surgidos no relacionamento anterior com sua própria mãe.

Uma descoberta da pesquisa bioenergética é a capacidade de o organismo humano transformar sentimentos e conflitos em tensões musculares. O corpo encapsula os sentimentos que são muito fortes, como, por exemplo, o medo, e os neutraliza, à medida que tensiona os músculos. Dessa maneira, o medo não é mais sentido, mas a energia emocional do medo está enterrada profundamente no corpo tensionado. A massagem bioenergética pode influenciar o inconsciente justamente porque gera bem-estar, sentimentos prazerosos e calor, o que faz com que os músculos se soltem, ativando profundos processos bioenergéticos que harmonizam o fluxo energético no corpo. Recebendo uma quantidade suficiente de massagem, muitas mulheres poderiam ser poupadas de uma depressão pós-parto.

No início, a criança sente o mundo principalmente por intermédio da pele. Para o bebê, o mundo é aquilo que pode ser posto na mão e segurado. A pele é o maior órgão dos sentidos do corpo e o órgão mais importante para o desenvolvimento do *self*. Se a energia entre a mãe e o filho flui de maneira viva durante a suave massagem de bebês, e ambos, na profundeza de seus corpos, experienciam essa troca de energia de maneira curadora, como amor, e se também o ambiente participa, o que pode ser considerado uma espiritualidade viva ("sagrada").]

Duas personalidades tão diversas como as de Wilhelm Reich e Frédérick Leboyer distinguiram traços "divinos" nos rostos de recém-nascidos acariciados, em que aparece "o riso de um Buda", uma "graça infinita, que ilumina em silêncio".

Vamos citar mais alguns efeitos fisiológicos da massagem de bebês: por meio da massagem, o corpo produz endomorfinas, hormônios neurológicos que podem reforçar sensações como calor, amor, amizade, pertencimento. Além disso, o sistema imunológico também é reforçado, pois os impulsos energéticos da sensação de prazer aumentam a pulsação em todos os sistemas e órgãos do corpo. As tensões se dissolvem e se esvaem. O sono fica mais profundo e o corpo mais resistente a doenças.

Indicações para a massagem de bebês:

- em bebês que nasceram por cesariana. Eles não receberam a massagem necessária e a estimulação da pele que ocorre durante o parto normal;
- em bebês que não são amamentados no peito e, por meio da massagem, têm alimento energizado;
- em filhos de mães que trabalham fora. O contato regular durante a massagem oferece a ambos, mãe e filho, relaxamento, alimento energético e proximidade;
- é surpreendente a ação da massagem de bebês no desenvolvimento de prematuros (documentada cientificamente, conforme os resultados das pesquisas de Ruth Rice);
- as mais recentes pesquisas psicanalíticas feitas com crianças pequenas confir-

mam a importância do contato de pele precoce, com qualidade, para o desenvolvimento do *self*.

Atualmente, visto que o problema dos distúrbios de origem precoce em pessoas do nosso círculo cultural (como distúrbios narcísicos e doenças *borderline*) torna-se cada vez mais dramático e as pesquisas sobre o relacionamento de mãe e filho está cada vez mais no centro do interesse científico, reveste-se de especial atualidade a Bioenergética de Eva Reich e seu trabalho pioneiro na prevenção de danos precoces. Desde 1949 Eva pesquisa o campo energético vital entre mãe e recém-nascido, desenvolvendo métodos suaves para curar bebês. Ela os acaricia, faz com que a pele vibre de forma suave e fala muito mansamente com eles, a fim de que a "onda respiratória volte a fluir" e os bebês fiquem rosados e quentes e se movimentem para poderem se comunicar novamente com o entorno por meio da "ponte de energia" vital. À medida que Eva Reich definiu as conseqüências de partos traumáticos para o "encouraçamento" das pessoas, desenvolveu alguns métodos – que ensina a parteiras e mães – para facilitar os partos e para receber o recémnascido de modo suave e, assim, evitar distúrbios nos inícios da vida. "O vínculo" (*bonding*), ela diz, "é um processo energético com o qual podemos trabalhar!"

Atualmente, pesquisadores especializados em recém-nascidos podem observar, por meio de filmes projetados lentamente, como o bebê, uma pessoa totalmente equipada, estimula sua mãe para dialogar com expressões faciais sensorimotoras, quando ele precisa desse estímulo vital para seu crescimento. Para Eva Reich, a intensidade do contato bioenergético é requisito para a profundidade e o sucesso da comunicação de mão dupla entre mãe e filho, que é a base da confiança primordial que está sendo desenvolvida. Ela diz: "O que acontece no início da vida determina substancialmente o que somos hoje, se temos a confiança primordial do que se constitui num direito humano". Ou simplesmente: "A paz começa na barriga da mãe"

A Bioenergética Suave no trabalho clínico

• Agathe Israel (Berlim)

A Bioenergética Suave conquistou uma presença constante em nosso trabalho clínico-terapêutico, à medida que nos guiamos mais pelo estado geral do paciente do que pelo diagnóstico clínico. Isso significa que ela serve, de um lado, para um contato suave, não invasivo com os pacientes que não falam ou ainda não conseguem falar conosco, ou para a harmonização com pacientes que estão excitados, desequilibrados, "fora de si", ou, ainda, para a ativação de pacientes cujo nível de energia está tão baixo que mal conseguem manter um vínculo com o mundo exterior.

A Bioenergética Suave tem dois lados: de um, nós, terapeutas, entramos com nosso próprio campo energético diretamente no campo energético do paciente; de outro, trata-se de um diálogo de natureza preponderantemente pré-verbal (semelhante à dedicação materna na época do vínculo, em que os filhos são bebês, ou ao relacionamento carinhoso entre dois amantes). Esse diálogo transcorre ao longo dos primeiros limites, a pele, fronteira entre o mundo interior e o exterior.

Gostaria de relatar agora como usamos um método da Bioenergética Suave, a massagem de bebês, em nosso trabalho clínico. Esse método foi desenvolvido em prematuros e recém-nascidos por Eva Reich, no início dos anos 50, na pediatria de um hospital de Nova York. Como já foi desenvolvido no capítulo correspondente, a massagem de bebês deve atingir primeiro a região da pele. Nessa hora, realizamos um encontro que corresponde ao nível de vivência e desenvolvimento da fase tátil-simbiótica inicial. Na clínica, porém, não temos diante de nós um bebê, mas uma criança ou um jovem com sua biografia individual. Na região da pele encontram-se experiências especiais e, no geral, fatos e estados inconscientes das fases posteriores do desenvolvimento, que nem o paciente nem seu terapeuta conseguem identificar diretamente.

Dessa forma, não preconizamos a massagem de bebês no sentido de uma "aplicação fisioterápica", mas uma das possibilidades de encontro oferecidas pelo tratamento como um todo. Nesse sentido, direcionamo-nos pelo que vemos e sentimos do paciente. Por isso também não nos é possível indicar, por princípio, a aplicação da massagem de bebês para certos diagnósticos, mesmo quando nossas experiências com determinados sintomas e faixas etárias apontam para uma possibilidade mais freqüente de aplicação da massagem de bebês.

Quase todos os enfermeiros e enfermeiras de nosso departamento de psiquiatria/psicologia de crianças e adolescentes (isto é, os que se sentem capazes de um diálogo de tamanha intensidade com os pacientes) aprenderam a massagem de bebês e utilizam-na regularmente em situações cotidianas definidas. Por exemplo, a hora de ir para a cama é um momento difícil para crianças pouco centradas, inquietas. Elas apresentam dificuldades para se adaptar à mudança do caráter externo do dia para o caráter interno do adormecer. Elas se agitam, fazem movimentos com o corpo ou com a cabeça, não param quietas, gritam, se arranham; geralmente, sofreram uma grande quantidade de ataques verbais ou corporais (seria possível chamar também de estresse verbal ou de contato). Suas tentativas de se acalmarem sozinhas levam a mais excitação, e, finalmente, adormecem em decorrência da exaustão. Generalizando, o adormecer e o sono são uma situação regressiva, em que o controle do eu diminui e possíveis estados anteriores, imaturos do eu, ou sentimentos inconscientes, podem ser ativados, englobando experiências traumáticas.

Quando o bebê permite o toque, a massagem de bebês possibilita – pela suave ativação da região da pele, dos limites do corpo e do eu – estabilizar a separação do interior com o exterior, para que a criança não sinta o sono como um desmoronamento, ou seja, uma perigosa perda de controle. Muitas vezes, é suficiente aplicar partes da massagem, por exemplo, na cabeça ou os deslizamentos vinculantes da cabeça até os pés e da cabeça até as mãos.

Em algumas crianças, muito ameaçadas, podemos aplicar a massagem apenas em uma posição, com a barriga protegida ou de lado (posição fetal), ou é necessário cobri-las com uma manta. Como conseqüência desse tipo de diálogo entre enfermeiros e crianças, desenvolve-se também nos adultos maior sensibilidade ao toque, estados pré-verbais à situação da criança e mais respeito à individualidade. No final, isso vai se refletir sobre toda a equipe de um departamento e facilita a descoberta de certas situações, de ameaças contra a coletividade, como ataques de fúria, abandono, sabotagem, gula desmedida, sentimentos de posse enciumados em relação a um adulto.

Na psicoterapia individual, não é raro encontrarmos pacientes com sérios distúrbios na função do eu: por exemplo, psicoses ou distúrbios do eu-corporal, como no caso da anorexia. Freqüentemente, regrediram a um nível de contato e relacionamento em que um diálogo verbal não é mais possível. Sentimos que sua energia não é mais suficiente para manter contato. Embora ainda falem conosco, as palavras parecem ocas: não ocorre nenhuma troca, não esclarecem nem auxiliam, e também não orientam, não podem dividir necessidades ou medos. Estes últimos são substituídos por ações simbólicas, sintomas e efeitos.

A terapia só é eficaz se seguir o atual estado de desenvolvimento do paciente. Por isso, o trabalho na região da pele, com freqüência, é o início do diálogo e deveria ser permitido também nas sessões terapêuticas. Em geral, ocorre de um paciente nos dizer, simbolicamente, que nos tolera apenas como alguém que cuida deles; mais tarde, porém, exigirá um diálogo verbal e distanciado. Isso significa que o terapeuta precisa refletir constantemente tanto o processo de transferência quanto o da terapia em si e colocá-lo no centro de sua atenção.

Alguns pacientes com histórico de distúrbios sérios, como, abuso sexual, não conseguem deixar algumas regiões do corpo serem tocadas durante a sessão. Eles considerariam a bem-intencionada massagem uma invasão que reativaria o trauma, sem que haja, no momento, suficiente maturidade do eu para integrar com sensações positivas, essa região do corpo em que se encontra o trauma. Assim, deve-se respeitar essa defesa e não tocar a região. Uma quantidade crescente de toques permitidos pelo paciente mostra uma evolução na maturidade e, conseqüentemente, na integração.

A massagem de bebês também pode ser indicada para pais que têm dificuldades em tocar os filhos adequadamente. Por exemplo, mães com impulsos obsessivos ou dificuldades de contato, mas que sentem o que falta ao filho e sofrem com sua limitação, são enormemente ajudadas ao conhecer uma situação em que podem dedicar-se amorosamente à criança. Ou pais que querem o contato, mas estão presos em seu papel "masculino", ou então têm medo da sedução, podem dar algo a seu filho em situações de exaustão ou inquietude. Possibilidades semelhantes se abrem a pais de filhos com doenças crônicas ou com deficiências. A massagem abre o caminho para um relacionamento mais profundo. Com freqüência, é depois da massagem que as crianças conversam mais abertamente com os pais sobre o que as oprime.

Às vezes conseguimos ensinar a massagem de bebês aos pais. O que, entretanto, não é tão fácil pois quando querem dar aos filhos alguma coisa, os pais muitas vezes se conscientizam dolorosamente de suas próprias necessidades. Por isso, em geral, ensinamos a massagem de bebês em grupos de famílias, mesclada num ambiente de vínculo. Usando cobertores e colchonetes, cada família constrói seu "ninho" numa sala ampla e, depois da sessão, em conjunto com os filhos, os pais podem conversar entre si sobre o que viveram, sobre o que surgiu de lembranças, sentimentos e perguntas.

Aconselhamos aos pais (e também nós seguimos a orientação) uma certa contenção na fase da pré-puberdade, quando se iniciam as primeiras modificações corporais em conseqüência dos hormônios. Deve-se partir do pressuposto de que, nesse período, ocorrem mudanças incrivelmente rápidas no eu-corporal e que necessitam de maior separação e autonomia, o que acaba exigindo certo distanciamento em relação aos pais.

As visitas de Eva Reich no Leste

Encontrei Eva pela primeira vez no inverno de 1985. Um encontro não autorizado em Berlim Oriental.

Na cozinha escura e pegajosa de uma edícula, naturalmente em Prenzlauer Berg, uma mulher pequena, de cabelos brancos brilhantes e de feições abertas, boas, estava sentada numa cadeira de madeira e tinha medo. Portando um visto do Ocidente com validade de apenas um dia, ela "tinha ido até os comunistas" e contava com sua prisão a cada instante. Nós, um pequeno grupo de terapeutas, acostumados com controles e opressões contínuas, talvez até um pouco embotados, não deixávamos de nos espantar. Mas o espanto aumentou ainda mais quando pudemos observar como ela se conteve, superou seu medo e se dirigiu totalmente a nós.

Pude perceber ali, pela primeira vez, o talento e a força de Eva, o que iria presenciar muitas outras vezes no futuro: sua capacidade de se colocar totalmente no outro, apreendê-lo com seus olhos, seu espírito e seu corpo, oferecendo a si própria como receptáculo do outro, não se deixando abalar por nada nesse processo.

Nesse dia, ela nos ensinou algo sobre os princípios básicos de seu método de trabalho, descrito como diagnóstico biográfico-energético. E demonstrou a massagem de bebês.

Eu contava com uma formação psicoterapêutica de anos, mas nenhuma experiência em terapia corporal, com exceção da terapia comunicativa do movimento.

As perguntas formuladas por Eva, sua "pesquisa", seu interesse por nós e nosso modo de vida, sua empatia sem piedade tinha tão pouco em comum com o "contato com o Ocidente" que mantivéramos até então – nos quais eu me sentia como um inseto indefeso, observado sob a lupa –, que eu novamente só pude me surpreender. Ao mesmo tempo, conscientizei-me dolorosamente de minha "mudez", isto é, eu sentia o quão pouco de expressão tinha disponível e comecei a perceber que a expressão individual talvez fosse o comportamento mais temido numa ditadura. E também percebi o ponto central do trabalho de Eva: dar uma unidade às pessoas e às suas biografias, espiritual e corporalmente.

Voltei para casa, na Alemanha Oriental, de cabeça mais aberta, arejada e com o compromisso de Eva de nos visitar ainda naquele ano. O que também foi cumprido.

Como um outro princípio básico de seu trabalho era a análise dos hábitos alimentares, ela estava decepcionada com a dieta básica da Alemanha Oriental – muita carne de porco, muitos cozidos, muitos carboidratos – e, por outro lado, divertida com o fato de ainda enfrentarmos o inverno, pobre em vitaminas, com chucrute cru, repolho fresco e maçãs. Por isso, a cada inverno, até a queda do Muro, ela se abastecia de frutas e ainda nos explicava como produzir "alimentos vivos". Ainda vejo a cena: Eva na estação, numa de suas últimas visitas, vindo em minha direção arrastando um saco cheio de frutas, muito pesado e grande demais para ela.

Durante suas estadas na Alemanha Oriental, Eva exauria-se totalmente, pois o tempo era muito escasso: durante a semana, sessões em conjunto com pacientes (naquela época, eu trabalhava num departamento de psiquiatria juvenil de um grande hospital); à noite, fazia palestras sobre educação, infância, auto-regulação, a história da análise reichiana e a vegetoterapia suave; e, no fim de semana, *workshops* com terapeutas. E as discussões noturnas entre nós fechavam o dia, totalmente tomado.

Quando Eva partia, estávamos exaustos, mas também encorajados a seguir um caminho próprio, que desviava das acepções normais e desejáveis. Em seguida, pesquisávamos, fazíamos anotações, estudávamos e simplesmente continuávamos, e eu ensinei tudo o que sabia. Naturalmente, esses contatos não se equiparam a uma formação, mas para meus colegas e para mim foram importantes mudanças de paradigmas, principalmente na compreensão de pacientes com distúrbios precoces e no trabalho profilático.

Agora, anos depois da dissolução da Alemanha Oriental, uma sociedade ditatorial, a necessidade de disseminar o pensamento de Eva Reich não diminuiu, pois também a democracia do presente tem características repressivas, e nossa realidade atual ainda não atingiu a humanidade de que precisamos para sobreviver.

Exemplo de uma terapia com Bioenergética Suave – Comparação com diferentes formas de trabalho corporal

• Judith O. Weaver (Mill Valley, CA, EUA)

No final dos anos 60, depois de três anos na Ásia (quando passei a metade desse tempo morando e estudando num templo zen-budista), participei dos primeiros cursos de formação de Alexander Lowen e John Pierrakos, os quais, mais tarde, deram origem ao Instituto Bioenergético. Eu sabia que meu caminho seria trabalhar na integração do corpo e da alma, mas logo a proposta bioenergética pareceu-me "muito rude" e, às vezes, muito insensível. Eu não sabia direito o que estava procurando, mas sentia que deveria ser possível haver mais empatia e contato.

Nessa mesma época, comecei a freqüentar "Sensory Awareness" com Charlotte Selver (Charlotte foi aluna de Elsa Gindler), bem como a escola de tai chi chuan do grande mestre Cheng Man-Ching, ambos com propostas de trabalho suave, de apurada sensibilidade. Também ministrava cursos internacionais dessas práticas.

Depois de minha formação, na década de 1970, como "terapeuta reichiana", trabalhei com algum sucesso e satisfação. No meu consultório particular, desenvolvi meu próprio método de trabalho que, no meu entender, tem como características a empatia e o contato intenso.

Ao encontrar Eva Reich, em 1984, seu modo de trabalhar me pareceu mais próximo daquilo que eu praticava e do que Wilhelm Reich realmente tinha preconizado. Alegrou-me principalmente saber que o pai de Eva tinha sido influenciado pelo trabalho de Gindler, por intermédio de Claire Fenichel. Meus estudos com Eva e algumas sessões individuais mostraram-me muito rapidamente que seu trabalho tinha mais afinidades comigo do que os de quaisquer outros "reichianos", "neo-reichianos" e "orgonomistas", com os quais eu tinha estudado e feito terapia. Fazia tantos cursos com Eva quanto possível e sou imensamente grata por seu apoio carinhoso ao longo do caminho mais suave e profundo que segui.

À medida que meu trabalho se distanciava mais e mais da típica "terapia reichiana", eu queria também recomeçá-lo. Ao constatar que não praticava mais o que era conhecido por "terapia reichiana" e o que as pessoas esperavam disso, por muitos anos chamei meu trabalho de "Reichian-based Awareness Therapy" (algo como "terapia da descoberta baseada em Reich"). Na descrição de meus princípios, queria indicar Reich claramente, pois tenho – e todos nós temos – uma dívida de gratidão para com ele.

Na realidade, meu trabalho me parecia ser uma combinação de meditação vipassana (de fato, o trabalho da *Sensory Awareness*) com a dissolução de bloqueios de energia. Em 1982 ministrei um curso no Japão para o Centro de Bioenergética com o título "Sensory Awareness and Reichian Release".

Não utilizo a descrição "Bioenergética Suave" de Eva Reich porque a "Bioenergética" de Lowen é amplamente conhecida. Creio que a possibilidade de confusão é muito grande. A partir de um certo momento, comecei a chamar meu trabalho de "Somatic Reclaiming" (algo como "reintegração somática"), pois isso é o que acontece na realidade.

A melhor maneira de explicar o que quero dizer, entretanto, é mostrar meu trabalho a partir do desenrolar de uma terapia com um paciente que me parece particularmente revelador. A seguir, não vou fazer uma descrição tradicional de caso, mas, partindo dessa situação, tentarei descrever meu método e mostrar como minha atuação se modificou no decorrer do tempo.

Em virtude das minhas relações com o budismo e com a meditação, às vezes recebo pessoas encaminhadas por centros de meditação. No final de 1979, foi a vez de Tom, um homem de 31 anos de idade. Ele apresentava uma longa história de sérios tensionamentos e dores, principalmente na parte superior do corpo, bem como tremores nervosos e espasmos que atrapalhavam seus exercícios de meditação, além de uma mentalidade obsessiva, que determinava decisivamente sua vida.

A partir de seu próprio depoimento, ele tinha muito prazer na sexualidade, mas, ao mesmo tempo, ela não o relaxava. Masturbava-se toda noite, quando não dormia com alguém. A masturbação era acompanhada por fantasias muito elaboradas. A maioria de suas relações sentimentais durava cerca de três meses, como também quase tudo em sua vida. Pouquíssimas coisas o interessavam por um tempo maior; nenhum trabalho, nenhum outro tipo de atividade.

Tom tinha muitas experiências com drogas. Ele bebia e fumava muito, e consumia todo o resto: às vezes anfetaminas, pílulas para dormir se fosse o caso, maconha em festas etc.

Havia oito anos, tentara tratar suas dores físicas com Rolfing® (integração estrutural) e, exatamente uma semana antes de me consultar, com acupuntura.

Embora tivesse apresentado as dores como o tema principal, era visível que sua vida não transcorria de modo satisfatório. Ele vivia num tipo de prisão, estava insatisfeito, mas não conseguia tomar qualquer tipo de decisão ou atitude. Estava também envolvido numa relação instável com uma mulher, sentia-se ambivalente quanto a isso e não conseguia se decidir por um relacionamento verdadeiro ou pela separação. Ele sumia do mapa sem avisar e, da mesma maneira, inesperadamente, emergia, ao se sentir capaz de manter contatos. Em resumo, sua vida nada tinha de transparência, nenhuma satisfação, nenhum direcionamento e quase nada de consistência.

Começamos a trabalhar regularmente, seguindo Wilhelm Reich, como eu havia aprendido. Os passos eram os seguintes: respirar profundamente, pisar e bater para desmontar a carga, depois pôr a carga no fluxo por meio do movimento e, finalmente, permitir o relaxamento. Convenhamos, eu sempre fora uma reichiana suave e tentava trabalhar, à medida que essas condições permitissem, de modo pessoal e sensitivo, embora eu me tornasse ativa e fosse fundo, quando era o caso.

Nós nos concentramos na respiração de Tom e trabalhamos com os segmentos corporais, começando pelos olhos. Eu trabalhava ativamente nas suas couraças musculares. Dedicamo-nos também à sua couraça de caráter; trabalhamos com seu abuso de drogas e com sua incapacidade de manter atividades e sentimentos. E, ao final de cada sessão, sempre acrescentava uma aplicação craniossacral.

À medida que Tom começava a respirar mais integral e profundamente, seu tórax tornou-se também mais móvel e macio, sua garganta se abriu pelos sons que ele emitia, seus músculos tornaram-se mais flexíveis e maleáveis. Chorava, às vezes. Vinham-lhe lembranças e ele começou a entender alguns de seus modelos de comportamento, e aprender a trabalhar com eles.

O trabalho satisfazia a ambos. Da mesma maneira, tal como as couraças de Tom começaram a se abrir, diversos aspectos da sua vida mudaram. Ele se engajou mais no relacionamento com sua namorada e passaram a viver juntos. O contato com sua família melhorou. Suas dores físicas mudaram, diminuíram; ele as entendia de modo diferente e aprendeu a conviver com elas, mas elas continuavam a existir.

Eu estava feliz em poder apoiar Tom dessa maneira, mas com o tempo tive de reconhecer que havia regiões inacessíveis para mim. Chegamos a um ponto em que senti que nossa maneira de trabalhar não nos levaria adiante. Era frustrante para mim: eu sabia que tínhamos feito um bom trabalho, e sentia que ele poderia avançar, mas existiam pontos delicados que eu não conseguia atingir, aspectos que eu não conseguia ter contato. Era visível que havia regiões, tanto em sua psique quanto em seu corpo, nas quais eu não conseguia me aprofundar o necessário para ser eficaz.

Em 1983 encerramos a terapia amigavelmente. Logo em seguida, ele se casou (com a namorada) e tiveram um filho. Não soube mais dele.

Em dezembro de 1991, Tom me telefonou e queria trabalhar novamente comigo. Depois de dois anos de casamento, seguidos por alguns outros de separação, Tom tinha-se integrado à sua vida de casado. Ele amava muito sua filha, tinha bom contato com ela e com sua família, e aprendia muito. Ele disse que seu consumo de drogas tinha terminado e que há três anos tinha se juntado aos AA. Também começara a escrever. Ele ia bem, tinha sucesso, queria tê-lo. Recomeçara a meditar e sentir as mesmas tensões e cãibras de antes; desejava trabalhá-las mais. Disse-lhe que gostaria de trabalhar de um modo diferente e ele estava disposto a seguir qualquer indicação sugerida por mim.

Começamos novamente com sessões semanais. Às vezes, dedicávamos o começo das sessões à respiração de Tom; dessa vez, porém, ele não precisava respirar pesadamente e também não precisava fazer nada específico. Em geral, acontecia de Tom chegar ao consultório e falar um pouco de si. Em seguida, eu colocava minhas mãos sobre uma das regiões tensionadas de seu corpo e permanecia assim com toda a atenção possível. A região poderia se movimentar ou não, ou ele dava algum sinal de que desejava se movimentar e de que maneira; eu seguia essas indicações ou ficava imóvel, de acordo com a situação. Eu estava em condições de seguir um processo energético até sua completude. Eu não tocava em sua couraça e também não lhe passava exercícios específicos. Apenas estava com ele, o mais inteira possível.

No início dessa fase do nosso trabalho, as tensões podiam ser percebidas claramente, e eu conseguia sentir suas dissoluções com relativa facilidade. Os métodos de Reich, que eu usara nas nossas sessões anteriores – movimentar os olhos para auxiliar a dissolução de seus bloqueios, emitir sons para que atuassem na garganta etc. –, podiam ser facilmente combinados com os métodos de agora. Na seqüência da terapia, muitos dos tensionamentos visíveis se dissolveram, o trabalho tornou-se mais sutil e realmente maravilhoso.

Nossa descoberta foi muito excitante para ambos. Parecia que eu podia encontrar Tom no nível da pulsação e trabalhar com esse pulsar – alguns estavam bloqueados, quase inexistiam, outros estavam fortemente em estado de defesa e reagiam de maneira exagerada. Quando eu estava em condições de encontrar Tom e estar com ele, modelos energéticos incompletos se completavam satisfatoriamente, e os hiperativos podiam se acalmar e dissolver. Às vezes, isso se parecia com cavalgar sobre uma onda de energia. Eu podia ir junto e, quando a libertação e a dissolução se davam naturalmente, era possível senti-las.

As sessões eram bonitas e gratificantes para nós dois. Parecia que os "nós se desatavam" (palavras dele), e movimentos, ações, até situações podiam ser completadas. Por meio de simples toques e atenção eu podia ajudar Tom a entrar em contato com o que acontecia, reconhecer e trabalhar com isso. E ele tinha – como chamava – "reações autênticas". Tom tinha sentimentos "inacreditavelmente profundos e doces". E lembranças – em parte de natureza energética – eram suspensas e integradas. Ele começou a falar da até então desconhecida "confiança corporal" e de estar-em-contato. E, finalmente, conseguia permitir prazer corporal, bem como "manter os sentimentos", dos quais ele anteriormente fugia ou nem se permitia.

Nós dois, Tom e eu, estamos profundamente tocados pela profundidade e intensidade do material que se revelou para nós. O que não quer dizer que materiais da infância ou até mesmo de antes do nascimento não haviam surgido na primeira fase do nosso trabalho. Porém, agora, a qualidade das vivências e a capacidade de solução são muito diferentes. Os sentimentos e as sensações, outrora só acessados a partir de um trabalho muito duro, agora começam a fluir livremente, no momento exato. Sem dúvida, Tom se abre, camada por camada

Atualmente, temos sessões em que nem toco nele. Eu apenas dirijo sua atenção para uma região do corpo – ou sua respiração faz esse trabalho –, e ele é capaz de "permanecer". Ele sente os "diques de energia" (suas palavras) e, ao conseguir se manter presente e não se distanciar enquanto a energia escorre, os diques começam a ruir e ele pode "surfar numa onda".

Enquanto em nossas sessões anteriores Tom tinha a sensação de carregar uma "placa de aço" no peito, mesmo quando ela eventualmente amolecia ou se movimentava. Hoje, isso é "um *iceberg* que sumiu". O tórax fica cada vez mais macio e maleável, o que torna os sentimentos mais inteiros e mais compreensíveis.

Muitas lembranças vieram à tona. Agora, Tom consegue entendê-las melhor, sabe como fazer bons arranjos para sua vida e lidar com os fantasmas do passado, sabe que pode integrá-los.

Tom ainda sente algumas dores e tensões quando medita. Lentamente, mas com toda a certeza, ele está se relaxando. Também se refere a uma "clareza" em tudo, pela qual é muito grato e de onde pode tirar muitas lições. Finalmente, tem a possibilidade de viver os sentimentos com intensidade, o que é comovente e satisfatório. Há pouco ele contou que, depois de tantos anos de meditação, tivera pela primeira vez o maravilhoso acontecimento de manter-se sentado com calma e em paz. "Não preciso mais me adequar ao exterior, eu posso lidar intensamente com meu mundo interior." Um novo desenvolvimento é a decisão de Tom de freqüentar um curso para professores – um exemplo maravilhoso de como sua vida ganhou substância e significados suficientes, de maneira que ele pode oferecer mais a outras pessoas.

Continuamos a trabalhar juntos e não paro de aprender e de relembrar sempre que o simples contato é o mais eficaz, que o toque suave pode penetrar mais profundamente do que quaisquer desafios ou ataques, os quais, natural e necessariamente, apresentarão defesas como suas conseqüências.

Aprendi isso também com minha própria terapia. Mesmo depois de longos anos tentando me adaptar e aproveitar dos métodos mais duros dos outros terapeutas, eu estava em condições de baixar minhas defesas apenas quando me sentia segura de que nenhum tema seria tocado até eu me sentir preparada para tal. (Fiz essa experiência graças a um tratamento com o método Rosen, no qual me diplomei. Os "toques Rosen" tiveram uma grande influência no meu modo de trabalhar.)

Naturalmente, a primeira fase do trabalho com Tom preparou o terreno para o que podemos fazer agora. Não trabalho dessa maneira com todos meus clientes, embora isso seja possível com alguns.

Um trabalho muito agressivo (ou um *timing* errado) podem traumatizar um paciente ou bloqueá-lo; ele não está sendo ajudado, mesmo quando a intenção é boa.

Um incidente na faculdade onde eu lecionava pode servir de ilustração. Na disciplina "A psicologia de Wilhelm Reich", os alunos tinham lido *A função do orgasmo* e estavam estudando *Análise do caráter*. Em seguida, pediram uma demonstração prática do método. Havia duas semanas eu tinha feito uma pequena demonstração com um rapaz da classe e, então, escolhi uma garota. Depois que os alunos a observaram e discutiram sua estrutura, ela se deitou no chão, seus olhos se reviraram e respirou profundamente algumas vezes. Em pouco tempo ela começou a sentir a energia – uma vibração – e seu corpo movia-se num bonito reflexo orgástico. Eu perguntei se ela havia tido alguma experiência nesse tipo de trabalho, e ela me disse que não. Ela reagiu tão inteira e leve, que tive de tomar alguns cuidados para não deixá-la ir longe demais. Em contraste com a "incrível energia" que ela sentia, havia também tensionamentos no pescoço e nos ombros, e trabalhamos um pouco nesses pontos. Depois de a demonstração ter terminado, ela falou de quão especial a experiência lhe havia sido. Ela participava de um programa de formação com a duração de seis meses, em que se praticava um trabalho energético, mas de modo agressivo. Lá, ela "trabalhava muito duro" para chegar a um efeito – vibrações ou uma reação qualquer. Mas em todos esses meses, não tinha sentido nada parecido. Eu lhe perguntei por que ela não havia me contado nada a respeito desse trabalho, e ela respondeu que não imaginara que essas disciplinas tinham algo em comum, pois pareciam tão diferentes. (Conheço esse programa de formação, muito popular. É um exemplo de aplicação muito agressiva do trabalho de Reich, sem referência a ele e sem os cuidados necessários nos procedimentos.) Ela continuou falando de sua participação de meses nesse grupo sem qualquer resultado, e descreveu a discrepância com o que tinha acabado de vivenciar, que tinha sido tão natural, leve e maravilhoso para ela. Mais um exemplo sobre a importância de se buscar os pacientes no lugar onde se encontram, e trabalhar com eles no ritmo certo.

Estou aliviada e agradecida por ter tido contato com o aspecto suave desse método psicoterapêutico. Com o apoio de Eva Reich e a ligação com ela e com os outros estudos, citados anteriormente, pude desenvolver meu próprio método de trabalho; ele foi concebido sob medida para mim e para os pacientes que querem trabalhar dessa forma.

A Bioenergética Suave na psicoterapia de longa duração

• Eszter Zornànszky (Berlim)

Nesse artigo, falarei rapidamente como aprendi o método com Eva Reich e me deterei sobre alguns aspectos de meu próprio trabalho de integração.

I. Experiências prévias e época de aprendizado

Durante meu trabalho com Eva Reich, desenvolvi uma profunda relação pessoal com ela, principalmente por causa das minhas próprias vivências corporais ocorridas por intermédio de seu método. Essa foi a base de meus estudos posteriores com ela. Além disso, meus interesses são idênticos aos de Eva: o desenvolvimento precoce do ser humano, até o mais precoce possível. Minha primeira formação foi em pedagogia – sou professora com experiência em diferentes idades, desde crianças pequenas até adultos. A segunda, em psicologia, e comecei esses estudos nos EUA juntamente com um estudo da psicologia pré-natal.

Minha experiência com o método da Bioenergética Suave de Eva aprofundou-se ao ser sua assistente, levando-me a usá-lo em um trabalho terapêutico autônomo. A integração de tudo o que aprendi com Eva é um processo contínuo.

Como ela trabalhava em diversos países, eu a acompanhava nas viagens na condição de sua assistente. Seu estilo não institucional de lecionar, aliado a uma relação professor-aluno íntima, pessoal, tem uma antiga tradição. Desde o começo, ela me incentivava a agir e a pensar de maneira autônoma, em todos os passos do aprendizado. A sua arte de ensinar foi vantajosa também porque pude vivenciar e, conseqüentemente, aprender os traços básicos de seu trabalho e verificar os resultados em pessoas de diferentes círculos culturais e de diferentes espectros sociais.

No início, apenas observava as sessões individuais e em grupo, sem qualquer atuação terapêutica. Ao começar a sessão, Eva sempre dava explicações teóricas sobre o que estava fazendo no momento. Por essa razão, pude adquirir muita prática e teoria. Fora das sessões, freqüentemente discutíamos também as ligações com outros princípios terapêuticos, em especial a vegetoterapia de Wilhelm Reich e a psicanálise.

Mesmo assim, por algum tempo, não reconheci em seu trabalho relações lógicas aplicáveis a mim; mal conseguia encaixá-las no trabalho analítico-psicoterapêutico que desenvolvia até então. Entretanto, mantive-me interessada, pois os efeitos de sua terapia eram surpreendentes. Eu via como pacientes – alguns, a meus olhos, inacessíveis – se abriam e confiavam nela. Eles reagiam de maneira muito emocional com um mínimo de contato (ou com outras intervenções terapêuticas realizadas por Eva, como, por exemplo, a Gestalt e o psicodrama), ou nada acontecia, talvez além de um profundo silêncio; se comparadas às minhas experiências anteriores uma mudança na forma do "se abrir" e a construção de um relacionamento se davam de forma muito rápida.

Em algum momento durante o período de minha formação, depois de tantas vivências, comecei também a entender e a compreender o trabalho de Eva. O fato de ela me integrar aos poucos ao trabalho contribuiu para isso. Essa integração se dava primeiramente durante a aplicação de seu trabalho energético ou, por exemplo, na fase seguinte, a de integração (fase final), que transcorria de modo verbal ou harmonizante, de acordo com a reação do paciente (ver "A estrutura da primeira sessão", p. 49). Em seguida, Eva confiou-me a direção de grupos, e comecei a trabalhar de modo cada vez mais autônomo com seu método, sob sua orientação (supervisão). As orientações de Eva aconteciam parte durante a terapia, parte depois dela. Ela me perguntava, entre outras coisas, sobre minhas reações corporais, sobre minhas observações a respeito da expressão corporal do paciente durante a terapia, fazia comentários e dava conselhos. Na maior parte das vezes, entretanto, incentivava-me a continuar o trabalho à minha maneira.

Aos poucos fui percebendo: sua aproximação terapêutica com os pacientes é diferente daquela à qual eu estava acostumada, a psicoterapia eminentemente verbal, pois por intermédio de contatos e sinais corporais, Eva atinge camadas mais profundas e mais antigas da personalidade o "centro biológico" (correspondente ao *self* de C. G. Jung): o feto, o bebê e, naturalmente, o adulto traumatizado. Há a formação de um diálogo corporal e, ao mesmo tempo, mantém-se o contato verbal com o adulto na situação atual. A partir do método de Eva, as relações entre corpo-alma-espírito tornaram-se imediatamente perceptíveis.

Seu trabalho mostra com muita nitidez que as experiências (corporais) sensoriais-concretas são as primeiras e, muito provavelmente, as mais influentes impressões dos seres humanos com o mundo, sobre as quais todo o desenvolvimento posterior do corpo e da alma se apoiará.

O diálogo energético e de mão dupla de Eva com o centro biológico do paciente é extremamente claro, pois ela presta atenção em seus próprios sentimentos corporais e os expressa no diálogo com o paciente. Ela mantém sempre o diálogo com a parte adulta do paciente. Nesse diálogo duplo (corporal-energético e verbal), que forma um contato com o centro emocional e com o adulto, a energia flui dentro do próprio corpo e entre aqueles envolvidos no diálogo.

Se o ponto central do trabalho terapêutico for o diálogo energético e não o verbal (principalmente quando o "diálogo primordial" tiver sido abalado), ocorre um vínculo próximo ao vínculo amoroso entre a mãe e o recém-nascido ou entre dois amantes. O método de Eva pode ser comparado, aqui, à "terapia do vínculo".

O vínculo energético criado dessa maneira é como uma dança – com alegria no fluir!

II. Experiências próprias com a Bioenergética Suave

A inclusão do corpo nos tratamentos psicoterápicos, principalmente o contato com um mínimo de estímulo, tornou-se parte fundamental do meu trabalho. Depois de começar trabalhando muito mais com grupos e da maneira como aprendi com Eva, a Bioenergética Suave tem um papel importante também nos grupos de final de semana que complementam as terapias longas. Além disso, dirijo grupos de crianças e de pais (grupos de massagem de bebês/da borboleta), uso o método de Eva em supervisões (com o estudo de casos) e o integro de maneira crescente em psicoterapias longas. Descreverei a seguir alguns aspectos que considero importantes das minhas primeiras experiências no trabalho de integração.

1. *O contato*

O contato, no princípio do estímulo mínimo, e a inclusão do corpo na psicoterapia podem oferecer excelente alternativa para aprofundar e moldar de modo mais eficaz o trabalho terapêutico, em primeira instância, a partir da qualidade da lembrança do ocorrido. O nível verbal do relacionamento, preponderante, passa por uma ampliação por meio do contato corporal-emocional. O toque é uma intervenção terapêutica fundamental e muito profunda. Por isso, um trabalho corporal bem preparado me parece muito importante. Eva, por exemplo, fazia uma introdução explicativa nos tratamentos para preparar e conduzir seu trabalho energético. Adotei esse procedimento: cria-se confiança, uma sensação de se levar a sério e aguçar a curiosidade. Em terapias longas fiz algumas notas introdutórias como a preparação do toque ou do trabalho corporal. Ofereço-as principalmente a pacientes com vivências conscientes de abusos corporais (com recordações), com falta de sensibilidade corporal (distúrbios do eu-corporal) ou muito intelectualizados.

a) Concentrar-se na própria *respiração* e, ao mesmo tempo, colocar a própria mão sobre o tórax. Isso faz com que a respiração seja percebida conscientemente, sem ser modificada, e a atenção é dirigida para os processos corporais.

b) Reforçar os sinais e as expressões corporais preexistentes e, em seguida, perceber os sentimentos por meio dos sinais corporais e expressá-los como eles se manifestam. Freqüentemente, instala-se uma atmosfera leve e brincalhona: uma regressão prazerosa na expressão das emoções "perdidas".

c) Expressar fantasias, associações ou lembranças que surgem do trabalho com o corpo ou com o toque no trabalho terapêutico. Pode ser de grande valia para pacientes para os quais falar sobre o corpo era um tabu, ou para aqueles que, durante a vida, quase não foram tocados de maneira amorosa. É interessante para o terapeuta anotar os possíveis tipos de reação aos contatos corporais e depois perguntar quais o paciente conhece e considera aceitáveis para si.

d) Também trabalho com bonecas, com ursos de pelúcia, com diversos tipos de bichinhos, principalmente quando quero expressar sentimentos delicados primeiramente por intermédio de toques. Tocar suavemente esses "terceiros objetos" (Donald W. Winnicot) pode liberar fortes emoções, trazer relaxamento e conseguir bons pré-requisitos para a entrada no nível corporal.

2. *A modificação da postura terapêutica*

a) O toque na psicoterapia exige do terapeuta uma grande sensibilidade para as próprias vivências e reações corporais. O próprio "corpo dos pais" é o principal atualizado. Segundo o "estilo parteira" (David Boadella), preconizado por Eva, o acompanhamento que dá apoio, ajuda e segurança reveste-se de importância. Por intermédio da Bioenergética Suave, pode-se chegar a uma regressão profunda na terapia, acompanhada por fortes emoções. Falando energeticamente: os sentimentos "congelados" nas couraças corporais são reanimados e, dessa forma, libertados (integrados). Isso pode ser estranho ao psicoterapeuta, colocando-lhe novos desafios – ao contrário, por exemplo, do caso de uma parteira, para a qual esses estados corporais e emocionais abertos nos partos são naturais (como Eva sempre reforça).

b) Condicionada pelo processo anteriormente descrito, minha participação emocional direta como terapeuta é muito mais intensa do que nas terapias puramente verbais. Embora durante uma sessão sobre algo freqüentemente refletido eu mantenha distância, parece ser necessário expressar minhas próprias reações emocionais. E esse é um grande desafio: minhas experiências até então mostram que uma participação espontânea do terapeuta possibilita uma organização conjunta independente, consciente e responsável do processo terapêutico por parte do paciente. O que possibilita um relacionamento de mão dupla.

c) A questão mais interessante na alteração da postura terapêutica pela integração da Bioenergética Suave é a qualidade do vínculo terapêutico. O conceito para o contato energético na Bioenergética é "identificação vegetativa" (W. Reich, ver também "Aspectos importantes da Bioenergética Suave", p. 29 e ss.). Não é possível fazer uma relação com a transferência—contratransferência analítica. No meu trabalho terapêutico, continuo utilizando a interpretação – exceto nas terapias breves (intervenções em crises). Trabalhar verbalmente a reação de transferência do paciente estrutura as emoções vividas.

3. Questões práticas

Algumas questões práticas que surgiram durante meu trabalho com a Bioenergética Suave devem ser mencionadas aqui. Com relação às questões de duração, tempo e seqüência das sessões, uma sessão dupla por semana parece ser mais eficaz. De acordo com a experiência, uma freqüência maior pode, em casos isolados, levar a um excesso de estímulos no nível corporal e, eventualmente, suscitar defesas. Ao trabalhar traumas atuais ou fortes situações de estresse, uma única sessão com Bioenergética Suave (massagem de bebês ou equilíbrio energético), ou a repetição da seqüência curta é suficiente. Esse trabalho é comparável à "terapia focal". Ela faz uma intervenção emocional da crise (*emotional first aid*).

A linha da vida do trauma pode se associar eficazmente a meios psicoterapêuticos para um diagnóstico. Minha experiência tem demonstrado que um diagnóstico realizado no início da terapia deve ser encarado como provisório. Visto que na terapia corporal com a Bioenergética Suave muitos traumas inconscientes (porque de efeito vegetativo) se revelam ao paciente, o diagnóstico se alterará muito provavelmente durante o tratamento.

4. Conseqüências da inclusão do corpo na psicoterapia

Observa-se um processo espantoso, durante terapias longas, com Bioenergética Suave, de distúrbios antigos, reações psicossomáticas e de pacientes com muitos traumas inconscientes. Tanto no começo quanto por períodos curtos ou longos, alguns pacientes desejam ser trabalhados exclusivamente com terapia corporal (massagem de bebês, equilíbrio energético ou massagem metamorfose). Ao satisfazer esse desejo, mesmo com um mínimo de trabalho verbal, a seguinte transformação é visível: os pacientes tornam-se mais confiantes e desenvolvem ao mesmo tempo um melhor relacionamento com seu corpo (o sentimento do eu-corporal recupera seu desenvolvimento), o que faz com que estejam mais capazes de verbalizar problemas, as próprias emoções fortes tornam-se vivenciáveis e são expressas.

A aplicação da Bioenergética Suave teve como resultado, para mim, uma alteração da postura terapêutica. Essa postura me recorda de que "fazer terapia" significa originalmente "servir" (em grego *therapeuein*, servir, ser eficaz para alguém, estar para alguém).

A Bioenergética Suave leva a um reconhecimento, expresso da seguinte maneira por Loil Neidhöfer em *Intuitive Körperarbeit* (Trabalho corporal intuitivo): "O agente do trabalho terapêutico efetivo é a arte de *estar* com a outra pessoa, e não a mais elaborada das intervenções. Estar com as outras pessoas significa relacionar-se num nível profundo, bioenergético. O que, por sua vez, exige arriscar continuamente os próprios limites e, com isso, arriscar o encontro. A terapia que faz jus ao seu nome é, no fundo, uma história de amor".

Anexo 2

Agradecimentos

Esse livro é dedicado ao meu filho Adam, que muitas vezes teve de se privar de minha presença por causa do meu trabalho.

Gostaria de agradecer a todos os que ajudaram na realização desse livro – lembrar aqui todos os nomes tomaria páginas e páginas.

Meu agradecimento especial vai para Eva Reich, que me presenteou durante anos com seu tempo precioso, e me transmitiu e confiou seu saber e sua prática. Por seus conselhos técnicos e incontáveis ajudas práticas, agradeço principalmente à dra. Agathe Israel (psiquiatra psicoterapeuta) e a seu marido, Jürgen Israel; Richard C. Overly (responsável pela American Gentle Bioenergetic Association, Asheville); à dra. Silja Wendelstadt-Genghini (psicóloga, terapeuta corporal, responsável pelo Centro Eva Reich em Roma), principalmente por sua participação na elaboração das notas; ao dr. Herwig Geister, por sua ajuda na confecção das versões do original, a Erhard Hain (clínico-geral), por seu apoio na elaboração do texto e seus conselhos sobre medicina.

Agradeço ainda a John Trettin (responsável pelo Arquivo Wilhelm Reich em Berlim) pela liberação de material em áudio e vídeo; a Riter C. Wendt (pintora ilustradora do livro), a Gundel Seidler e Stefan Laeng, pela tradução do inglês, e à editora da Kösel-Verlag, Beate Herbinger, pelo seu acompanhamento amigo e preciso do livro.

Um agradecimento todo especial a Claudia Göhr (secretária), que digitou durante anos e com incansável paciência o original, sempre ajudando a pensá-lo.

Eszter Zornànszky

Notas

Prefácio

1 Tilman Moser: *Vorsicht Berührung. Über Sexualisierung, Spaltung, NS-Erbe und Stasi-Angst*, Suhrkamp, Frankfurt/M. 1992
2 Sonho real no sentido de uma visão ou um "sonho claro", ver prof. dr. Paulo Tholey/Kaleb Utecht: *Schöpferisch träumen: Wie Sie im Schlaf das Leben meistern. Der Klartraum als Lebenshilfe*, D. Klotz, Eschborn 1997.

1 O desenvolvimento da Bioenergética Suave

1 Ver Eva Reich: "Prevention of Neurosis: Self-regulation from Birth on".

3 Aspectos importantes da Bioenergética Suave

1 Emoções:
Emoções (primárias) são, segundo Wilhelm Reich, uma função da energia orgon que pulsa no corpo humano, ligada aos fluidos corporais (protoplasma), tendo por isso a capacidade de fluir. As duas direções básicas do fluxo bioenergético do plasma correspondem às duas emoções básicas do emocional: prazer e medo. Estímulos prazerosos provocam uma "e-moção" do protoplasma, do centro à periferia (por exemplo, a pele fica quente e rosada). Da mesma forma, estímulos negativos levam a uma "re-moção", a uma movimentação da periferia para o centro do organismo (por exemplo, a pele fica fria e branca). Reich lista o prazer, o medo, a raiva, o luto e a saudade às emoções primárias. Ele compara as ondas de movimento e de excitação do plasma ao longo da coluna vertebral, com a movimentação ondulatória de um verme. Se a movimentação harmônica do verme é interrompida, apertando-se o corpo um pouco entre os dedos, as partes do verme se movimentam de modo descoordenado e em direções opostas. Algo "funcionalmente idêntico" ocorre, para Reich, quando o fluxo energético (as emoções) é represado por bloqueios musculares: a movimentação harmonicamente coordenada da expressão é prejudicada e, conseqüentemente, a auto-regulação da energia no corpo, que Reich iguala à saúde.
2 Energia orgone/Bioenergia:
Wilhelm Reich chamou a energia que descobriu entre 1936 e 1949, primeiramente de bioenergia e, depois, de "energia orgone" (de orgasmo e orgânico). Ele a pesquisou à maneira das ciências naturais, isto é, estudou fisicamente os aspectos térmicos, eletroscópicos da energia orgone. Por isso, o conceito "orgon" não é uma construção metafísica, como no caso do conceito da libido

de Freud. Os leitores podem se aprofundar sobre a energia orgon em *Die Entdeckung des Orgons/Der Krebs*, de Wilhelm Reich.

A concepção biofísica estabelece um sistema de vida orgonótico (indistinto para organismos celulares, amebas, vermes ou ser humano) a partir de a) um núcleo bioenergético; b) dentro do plasma envolto numa membrana; e c) um campo de energia em torno do corpo. Este campo pulsa dentro da membrana, passa a permeá-la ultrapassando-a e tomando contato com o mundo, buscando contato com outros sistemas energéticos, com os quais pode compartilhar sua energia e permitir que ela se funda dentro dele.

A pulsão percorre um caminho que vai do núcleo para fora e volta num ritmo constante de expansão e contração, isto é, construção e desconstrução.

3 Vegetoterapia:
Em seu trabalho com as estruturas de caráter de seus pacientes, Wilhelm Reich observou que depois de ter aliviado as formas de defesa emocionais, aconteciam reações corporais, como, tremores, enrubescimento ou empalidecimento, sensações de calor ou de frio etc. Então, ele considerou que as estruturas de caráter estão ancoradas no corpo. A partir daí, começou a analisar também as reações do sistema nervoso vegetativo de seus pacientes. O objetivo de seu trabalho era a liberação das energias vegetativas (emocionais) mantidas nas ligações corporais e de caráter, isto é, uma reconstrução da mobilidade vegetativa do organismo como um todo, como apresentada na forma do reflexo do orgasmo. A descoberta do ancoramento somático da neurose na forma de couraças musculares e corporais possibilitou a Reich, na fase a partir de 1935, uma ampliação de sua análise de caráter. Ele passou a chamar seu trabalho de "vegetoterapia analítica do caráter", isto é, a estrutura do caráter e a estrutura corporal são dois lados de um processo mais profundo, o bloqueio da expressão de um acontecimento emocional. Disso resultava o posicionamento terapêutico, que abrangia tanto o trabalho de análise do caráter quanto o de terapia corporal. Tratava-se de um trabalho de caráter no âmbito corporal. Com a descoberta da energia orgon, Wilhelm Reich alterou mais uma vez o conceito de seu trabalho e, a partir de 1939-40, passou a falar em "terapia orgone psiquiátrica".

4 Expansão/Contração:
Na expansão, o campo energético do organismo se alonga para o exterior, em direção a um outro sistema energético e, no caso de uma "sobreposição" com outro sistema energético, acontecem excitações, vibrações e fusões recíprocas. Na contração, o campo energético se retrai de volta ao corpo.

5 Biopatia:
Wilhelm Reich define a biopatia como a perda do equilíbrio das funções básicas vegetativas, auto-reguláveis e vitais da pulsação energética, fluxo energético e contato. O represamento de energias vegetativas ligadas ao fluxo plasmático, que funcionam de acordo com leis naturais (Reich as chama posteriormente de "leis cósmicas"), constitui-se na base de formação de sintomas e couraças que atrapalham a movimentação natural, vegetativa e a auto-regulação (saúde) do organismo como um todo. Segundo Reich, os distúrbios psíquicos e físicos têm seu princípio nos desvios de processos naturais da energia biológica.

6 Acumulador Orgone:
Wilhelm Reich inventou, em 1940-41, um acumulador orgone para armazenar a energia orgone do cosmo. O campo energético do acumulador se sobrepõe ao do ser humano e o carrega.

O cobertor orgone de Eva Reich remonta ao mesmo princípio. Ela cobriu os recém-nascidos subcarregados, na incubadora, com um cobertor (esterilizado) e pôde observar como os bebês ficavam rosados, quentes e se movimentavam.

7 Contato/Luminação:
Reich falava de "contato" quando dois sistemas bioenergéticos vivos atraíam, se sobrepunham, irradiavam (Wilhelm Reich chamava o surgimento da luz de lu-

minação) e se comunicavam entre si, fundindo-se. Ele descobriu a necessidade desse tipo de contato nas pessoas não apenas na atração sexual, mas também no contato recíproco dos recém-nascidos e suas mães. Assim, descobriu as bases biofísicas dos relacionamentos interpessoais. O bloqueio do fluxo energético unido implica diminuição da capacidade do contato bioenergético, o prazer de encontrar a vida.

8 Carga/Sobregarga:
O contato de excitação positiva com outras pessoas ou com a natureza é de natureza carregadora, isto é, a atividade pulsante do corpo é fortalecida, a pele fica rosada e quente, a expressão e os movimentos ganham mais vida. Toda pessoa tem um limite, acima do qual não suporta mais carga, e ele pode estar alto (sobrecarga) ou baixo (subcarga), de acordo com o grau de encouraçamento.
Reich afirmava que a energia orgânica/vital flui do potencial mais fraco para o mais forte; trata-se de uma "energia ativa". As funções de estar alerta, trabalhar, descobrir e curar são, portanto, funções de base bioenergética, uma vez que possuímos também a tendência de autocura de nosso organismo.
O ser humano, segundo Wilhelm Reich, pode ser comparado com o orgone atmosférico, o mais forte dos sistemas energéticos. Isso explica por que a energia da atmosfera flui para o organismo humano. Ela é absorvida pelo corpo pela respiração, alimentação e, diretamente, pela pele. Este é um processo de carregamento autônomo.
A energia em excesso, não utilizada no crescimento, na movimentação e no trabalho, pode, segundo Wilhelm Reich, ser regulada, isto é, "descarregada" pela função do orgasmo.

9 Orgasmo/Reflexo do orgasmo:
Quanto mais dissolvidas são as couraças musculares do paciente, mais claramente ele pode sentir vibrações agradáveis no corpo. Wilhelm Reich observou que, na respiração livre, suaves movimentos ondulatórios passam pelo corpo, e chamou esses movimentos espontâneos do corpo todo de "reflexo do orgasmo", porque se trata de um movimento semelhante ("funcionalmente idêntico") àquele surgido na emoção prazerosa do orgasmo.
Os mesmos movimentos ondulatórios foram observados por Eva Reich na respiração de recém-nascidos não traumatizados durante o parto. Uma parte importante de sua terapia com bebês e adultos é restabelecer o fluxo da onda respiratória bloqueada e a expressão do movimento do bem-estar a ela associado (*flow and glow*).

10 Ver Wilhelm Reich: *Análise do caráter*

11 Couraças musculares e bloqueios musculares:
O movimento ondulatório do fluxo energético, que se movimenta pelo eixo longitudinal do corpo, de cima para baixo e de baixo para cima, é interrompido por grupos de músculos que se ordenam ao longo desse eixo longitudinal, como os anéis de uma armadura: daí a denominação couraças musculares. Os anéis de músculos são unidades de função vegetativa, que servem para frear ou bloquear emoções específicas.

12 Primeiro livro de Samuel, cap. 17, vers 38, Davi contra Golias

13 Wilder Penfield: *Mysteries of the Mind*

14 Thomas Verny/John Kelly: *Das Seelenleben des Ungeborenen*

15 A (re)vinculação (*re-bonding*) refere-se ao fluxo energético no corpo do paciente: os segmentos são unidos entre si. Ao mesmo tempo, refere-se ao vínculo energético entre o terapeuta e o paciente. E representa também o diálogo energético primordial entre mãe e recém-nascido.

16 Auto-regulação/Saúde:
Um organismo saudável é um sistema regulado em si mesmo no estado de coordenação harmônica entre processos pulsantes em todas as células e órgãos até os movimentos respiratórios e os movimentos pulsantes no orgasmo. O or-

ganismo adquire energia pela alimentação e relacionamentos interpessoais, bem como diretamente pela pele. A energia é liberada por movimentação, calor, processos de crescimento e pelo orgasmo.

4 Reflexões teóricas

1 Desde 1964, o reverendo Paul Malicote apoiou Eva Reich com rezas curativas em seu desenvolvimento espiritual.
2 Agnes Sanford: *Heilendes Licht*
Agnes Sanford inaugurou a "School of Pastoral Care", onde é ensinada a cura das lembranças. Eva Reich participou desse curso em 1964.
3 William James: *Die Vielfalt der religiösen Erfahrung*
4 Kenneth McAll: *Healing the family tree*
Don Basham: *Befreie uns vom Bösen*
Corrie ten Boom: *Kleines Haus mit offenen Türen/Dennoch/Mit Gott durch dick und dünn*
Ruth Carter Stapleton: *The experience of inner healing*
Ruth Carter Stapleton: *The gift of inner healing*

6 Os métodos de tratamento integrados à Bioenergética Suave

1 Polaridade passiva: o terapeuta mantém sua ligação com o paciente até que aconteça a luminação, antes de prosseguir com o próximo passo.
2 Auxiliares: o terapeuta e eventualmente outro membro do grupo são chamados de auxiliares na polaridade.
3 Chacras são centros de força e, ao mesmo tempo, degraus da consciência. Para uma comparação entre chacras e segmentos do encouraçamento, ver Figura 86, p. 87.
4 Ver Arthur Janov: *The Primal Scream Therapie. The cure for neurosis*, Dell Publ. Co, Nova York 1970. E Charles Kelly: "Primal Scream and the Genital Charakter".
5 Arthur Janov, ver nota 4.
6 Análise do *script*: expressão técnica da análise transacional. Depois da análise, segue uma reescrita ("*re-writing – re-decision*") dos temas da vida. Trabalho eminentemente de maneira bioenergética, não me utilizando desse método tão intensamente quanto os terapeutas da análise transacional. Ver Claude Steiner: *Wie man Lebenspläne verändert*.
7 O período da recepção ou período sensível começa logo apos o parto. Ver Margareth Mahler, Jean Leidloff, Daniel Stern.

Bibliografia

AUCKETT, AMELIA D. *Wie man ein Baby glücklich macht. Babymassage – die Kunst der sanften Berührung.* Windpferd, Aitrang, 1990.

BAKER, ELSWORTH F. *Der Mensch in der Falle. Das Dilemma unserer blockierten Energie: Ursachen und Therapie.* Kösel, Munique, 1980.

BALINT, MICHAEL. *Die Urformen der Liebe und die Technik der Psychoanalyse.* Klett-Cotta, Stuttgart, 1981.

BASHAM, DON. *Befreie uns vom Bösen.* E. Franz, Metzingen, 1989.

BOADELLA, DAVID. *Befreie Lebensenergie. Einführung in die Biosynthese.* Kösel, Munique, 1996.

BOADELLA, DAVID. "Bio-Energie und Körpersprache". In: *Die neuen Körpertherapien.* (org. Hilarion G. Petzold), Junfermann, Paderborn, 1991.

_____. "The concept of Bioenergy". In: *Energy and Character* 1972/73.

BOOM, CORRIE TEN. *Kleines Haus m. offenen Türen/Dennoch/Mit Gott durch dick und dünn.* R. Brockhaus, Haan, 1996.

BOWLBY, JOHN. *Attachment and Loos.* Hogarth Press, Nova York, 1980.

BOYESEN, GERDA. *Über den Körper die Seele heilen. Biodynamische Psychologie und Psychoterapie. Eine Einführung.* Kösel, Munique, 1994.

BRADLEY, ROBERT A. *Husband coached childbirth.* Harper and Row, Nova York, 1981.

BUCKE, RICHARD M. *Kosmisches Bewusstsein. Zur Evolution des menschlichen Geistes.* Insel, Frankfurt/M., 1993.

CADE, C. MAXWELL & COXHEAD, NONA. *The awakened Mind. Biofeedback and the development of higher states of awareness.* Element, Shaftesbury, 1987.

DEARTEAGA, WILLIAM L. *Past Life Visions.* Seabury Press, Nova York, 1983.

DEMEO, JAMES. *Der Orgonakkumulator. Ein Handbuch. Bau, Anwendung, Experimente, Schutz gegen toxische Energie.* 2001, Frankfurt, 1994.

EISLER, RIANE. *Kelch und Schwert. Von der Herrschaft zur Partnerschaft. Weibliches und männliches Prinzip in der Geschicte.* Goldman, Munique, 1993.

FARSON, RICHARD. *Birthrights.* Macmillan, Nova York, 1974.

FERENCZI, SANDOR. *Schriften zur Psychoanalyse. Auswahl.* Fischer, Frankfurt/M., 1982.

FREUD, SIGMUND. *Das Ich und das Es. Metapsychologische Schriften.* Fischer, Frankfurt/M., 1992.

GASKIN, INA MAY. *Spirituelle Hebammen, Faszinierende Geburts-Erlebnisse*. Hugendubel, Munique, 1989.

HARMS, THOMAS. *Diesseits des Lustprinzips. Eine kritische Auseinandersetzung mit den triebökonomischen Modellen der Freudschen Psychoanalyse und der Reichschen Sexualökonomie und ihrer Relevanz für die moderne Säuglingsforschung* (trabalho de conclusão de curso). Universidade Livre de Berlim, disciplina Filosofia e Sociologia I – Instituto de Psicologia, 1993.

JAMES, WILLIAM. *Die Vielfalt der religiösen Erfahrung*. Insel, Frankfurt/M., 1996.

KELLY, CHARLES. "Primal Scream and the Genital Character". *Energy and Character*, vol. 2, nº 3, setembro de 1971.

KLAUS, MARSHAL H. & KLAUS, PHYLLIS H. *Impact of Early Separation or Loss on Family Development. Maternal-Infant Bonding*. Mosby, Saint Louis, 1976.

_____. Neugeboren. Das Wunder der ersten Lebens wochen. Kösel, Munique, 1988.

KLEIN, MELANIE. *Das Seelenleben des Kleinkindes und andere Beiträge zur Psychoanalyse*. Klett-Cotta, Stuttgart, 1994.

KNAPP-DIEDRICHS, VOLKER. "Grundlagen energetischer Atemdiagnostik", *Ströme*. Rundbrief Reichianische Körperarbeit, 1992, nº 5, p. 64.

LAING, RONALD D. *Die Tatsachen des Lebens*. Kiepenheuer & Witsch, Colônia, 1978.

LAKE, FRANK. *Clinical Theologia. Tight Corners in Pastoral Counselling*. Darton, Longman and Todd, Londres, 1981.

LEBOYER, FRÉDÉRICK. *Geburt mit Leboyer. I Geburt* (vídeo). Kösel, Munique, 1987.

_____. *Geburt ohne Gewalt*. Kösel, Munique, 1995.

LIEDLOFF, JEAN. *Auf der Suche nach dem verlorenen Glück. Gegen die Zerstörung unserer Glücksfähigkeit in der frühen Kindheit*. Beck, Munique, 1995.

MAHLER, MARGARETH S.; PINE, FRED & BERGMAN, ANNI. *Die psychische Geburt des Menschen. Symbiose und Individuation*. Fischer, Frankfurt/M., 1996.

MAUSE, LLOYD DE et al. (org.) *Hört ihr die Kinder weinen? Eine psychogenetische Geschichte der Kindheit*. Suhrkamp, Frankfurt/M., 1980.

MCALL, KENNETH. *Healing the family tree*. Sheldon Press, Londres, 1982.

MONTAGU, ASHLEY. *Körperkontakt. Die Bedeutung der Haut für die Entwicklung des Menschen*. Klett-Cotta, Stuttgart, 1995.

MONTESSORI, MARIA. *Das kreative Kind. Der absorbierende Geist*. Herder, Freiburg, 1996.

NEARING, HELEN & NEARING, SCOTT. *Ein gutes Leben leben. Die ersten 20 Jahre in Vermont 1932-1952*. Pala, Darmstadt, 1996.

NEIDHÖFER, LOIL. *Intuitive Körperarbeit*. Transform, Oldenburg, 1993.

ODENT, MICHEL. *Die Geburt des Menschen. Für eine ökologische Wende in der Geburtshilfe*. Kösel, Munique, 1980.

_____. *Die sanfte Geburt*. Lübbe, Bergisch Gladbach, 1990.

PENFIELD, WILDER. *Mysteries of the Mind*. Princeton University Press, Nova York, 1975.

READ, GRANTLY DICK. *Mutter werden ohne Schmerz.* Hoffmann und Campe, Hamburgo, 1953.

REICH, EVA. "We shall know them by their Fruits" (entrevista de Jim Martin com Eva Reich em 16/4/94), *Flatland Magazine,* 12, Fort Bragg, CA, 1995.

_____. "The Battle for a New Humanity". In: *Your Body Works* (org. Kogan, G.), Andor Press, Berkeley, CA, 1980.

_____. "The Biological Revolution". *International Journal of Life Energy,* Toronto, I, nº 2, 1979, pp. 110-24.

_____. "Dr. Eva Reich – an Interview". *International Journal of Life Energy,* Toronto, I, nº 4, 1979, pp. 221-51 (baseado numa entrevista em Melbourne, Austrália, novembro de 1976).

_____. "*Erinnerungen an Oranur und Cloudbusting*". In: *Emotion,* 9, Nexus, Frankfurt/M.

_____. "*Kontakt. Über Schwangerschaft, Geburt und Selbststeuerung*". *Enfant Terrible,* nº 1, jul. 1991, ano 4.

_____. "Prevention of Neurosis: Self-regulation from Birth on". *Journal of Biodynamic Psychology,* nº 1, primavera 1980 (baseada numa sessão de *slides* no Boyesen Institute for Biodynamic Psychology, Londres, 11/5/78).

REICH, WILHELM. "Amoring in a Newborn Infant". *Orgone Energy Bulletin,* III, nº 3, 1951, pp. 121-38.

_____. *Charakteranalyse.* Kiepenheuer & Witsch, Colônia, 1989.

_____. *Die Entdeckung des Orgons/Der Krebs.* Kiepenheuer & Witsch, Colônia, 1994

_____. "The Expressive Language of the Living in Orgone Therapy", *Charakter Analysis,* Orgone Institute, 1949.

_____. "Falling Anxiety in an Infant of Three Weeks". *Cancer Biopathy,* Orgone Institute, 1948.

_____. *Die Funktion des Orgasmus/Die Entdeckung des Orgons.* Fischer, Frankfurt/M., 1972.

_____. *Massenpsychologie des Faschismus.* Kiepenheuer & Witsch, Colônia, 1986.

_____. "On Laws Needed for the Protection of Life in Newborns and of Truth". *Orgone Energy Bulletin,* V, nºs 1 e 2, 1953, pp. 3-4.

RIBBLE, MARGARET A. *The rights of infants. Early psychological Needs and their Satisfaction.* Columbia University Press, Nova York, 1943.

RICE, RUTH D. "Neurophysical Development in premature Infants Following Stimulation". *Developmental Psychology,* 1977, vol. 13, nº 1.

RITTER, PAUL & RITTER, JEAN. *Freie Kindererziehung in der Familie.* Rowohlt, Reinbek, 1978.

ROLF, IDA P. Rolfing. *Strukturelle Integration. Wandel und Gleichgewicht der Körperstruktur.* Hugendubel, Munique, 1996.

SAINT JOHN, ROBERT. *Metamorphose. Die pränatale Therapie.* Synthesis, Essen, 1994.

SANFORD, AGNES. *Heilendes Licht.* H.-W. Stier, Lüdenscheid, 1984.

STAPLETON, RUTH CARTER. *The experience of inner healing.* G. K. Hall, Boston, 1977.

_____. *The gift of inner healing.* Guide Posts, Carmel, 1976.

_____. *Wie man Lebenspläne verändert. Das Skript-Konzept in der Transaktionsanalyse.* dtv, Munique, 1992.

STERN, DANIEL N. *Mutter und Kind. Die erste Beziehung.* Klett-Cotta, Stuttgart, 1994.

STONE, RANDOLPH. *Polaritätstherapie. Ganzheitliches Heilen durch harmonischen Energiefluss.* Hugendubel, Munique, 1994.

UPLEDGER, JOHN E. & VREDEVOOGD, JON D. *Lehrbuch der Kraniosakraltherapie.* Haug, Heidelberg, 1996.

VERNY, THOMAS & KELLY, JOHN. *Das Seelenleben des Ungeborenen.* Ullstein, Berlin, 1990.

WAAL, NIC. "A Special Technique of Psychotherapy with an Austistic Child". *Energy and Character*, vol. 1, nº 3, setembro de 1970.

ZORNÀNSZKY, ESZTER. "Symbolbildung als erster Schritt aus der Symbiose". In: *Träume, Bilder, Symbole. Theoretische und methodische Aspekte bildhaft-symbolischen Denkens und Erlebens* (trabalho de conclusão de curso), Universidade Livre de Berlim, 1986.

VÍDEO

Aos interessados em assistir Eva Reich orientando a massagem da borboleta/do bebê, indicamos o seguinte vídeo:

Dra. Eva Reich: *Sanfte Babymassage* [Massagem suave de bebês], MRD-Video, Munique 1996.

medesign GmbH
Partnachplatz 7
81373 München
Deutschland
tel: 00 49 89/769 52 17,
fax: 00 49 89/769 84 24

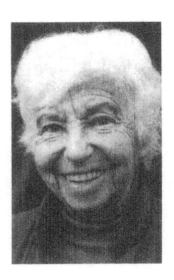

Eva Reich

Médica de fama internacional, atuou muitos anos como parteira; proferiu palestras e realizou seu trabalho terapêutico em numerosos países. Filha do pioneiro da terapia corporal, Wilhelm Reich, vive atualmente no Maine, EUA.

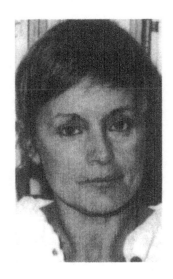

Eszter Zornànszky

Psicóloga, trabalhou muitos anos com Eva Reich. Vive em Berlim onde mantém consultório e atua como psicoterapeuta.

leia também

DA EDUCAÇÃO DO CORPO AO EQUILÍBRIO DO ESPÍRITO
L. Ehrenfried

Com este livro, o público brasileiro tem acesso a um trabalho pioneiro de educação corporal. Muito antes do aparecimento de todas as "ginásticas suaves", das quais foi inspiradora, a autora já havia percebido que só um trabalho sutil de conscientização e aguçamento sensorial poderia contribuir para a melhora do indivíduo em seu todo psicossomático.

REF. 10065   ISBN 85-323-0065-0

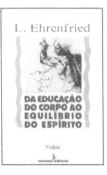

TAO SHIATSU
Essência e arte
Mario Jahara-Pradipto

Tao é o caminho. O shiatsu é uma técnica de massagem. Tao shiatsu é uma prática para nos colocar em sintonia com o Tao, o caminho. É uma técnica de consciência através do toque, da massagem, do relaxamento, utilizada como meio para desenvolvermos a sensibilidade a um ponto que nos permita perceber a vida profundamente. Formato 21 x 28 cm, com fotos e ilustrações.

REF. 10059   ISBN 85-323-0059-6

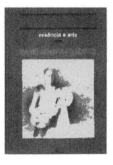

TOQUES SUTIS
Uma experiência de vida com os ensinamentos de Pethö Sándor
Suzana Delmanto

Um livro inédito que apresenta uma síntese da experiência do dr. Pethö Sándor. Médico e psicólogo, foi criador da Calatonia, um método de toques sutis que proporciona saúde e bem-estar. Em formato 21 x 28 cm, contém 240 fotos de toques, acompanhadas da descrição e das condições para aplicação.

REF. 10598   ISBN 85-323-0598-9

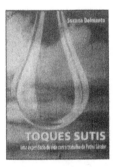

ZEN SHIATSU
Equilíbrio energético e consciência do corpo
Mario Jahara-Pradipto
com ilustrações de César Lobo

Zen shiatsu é uma terapia oriental de reequilíbrio físico-energético. Baseia-se em alongamentos e pressões firmes e suaves aplicadas em certas áreas do corpo. Um livro teórico-prático, com muitas ilustrações, mostrando uma técnica que tem afinidade com as mais atuais terapias corporais.

REF. 10220   ISBN 85-323-0220-3

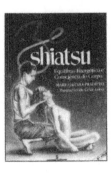

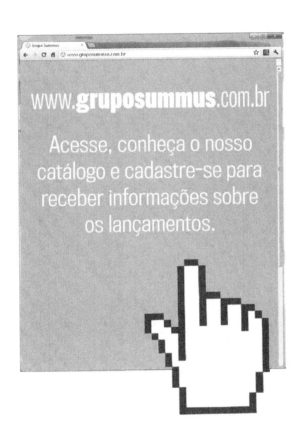

www.gruposummus.com.br